ANUSHI MEHANDIRATTA
SHALINI GARG
ANIL GUPTA

ESTERILIZAÇÃO DE LESÕES E REPARAÇÃO DE TECIDOS (LSTR) EM MOLARES DECÍDUOS

ANUSHI MEHANDIRATTA
SHALINI GARG
ANIL GUPTA

ESTERILIZAÇÃO DE LESÕES E REPARAÇÃO DE TECIDOS (LSTR) EM MOLARES DECÍDUOS

CONCEITOS ACTUAIS DE ESTERILIZAÇÃO DE LESÕES E REPARAÇÃO DE TECIDOS

ScienciaScripts

Cover image: www.ingimage.com

This book is a translation from the original published under ISBN 978-620-8-01063-8.

Publisher:
Sciencia Scripts
is a trademark of
Dodo Books Indian Ocean Ltd. and OmniScriptum S.R.L publishing group

120 High Road, East Finchley, London, N2 9ED, United Kingdom
Str. Armeneasca 28/1, office 1, Chisinau MD-2012, Republic of Moldova, Europe
Printed at: see last page
ISBN: 978-620-8-06274-3

RECONHECIMENTO

Esta dissertação da biblioteca é o culminar do meu percurso de realização académica, que foi como escalar um pico alto, passo a passo, acompanhado de encorajamento, dificuldades e confiança. Quando me encontrei no topo, experimentei o sentimento de realização. Apercebi-me de que, embora apenas o meu nome apareça na capa desta dissertação, muitas pessoas importantes, incluindo os meus respeitados professores, familiares, simpatizantes, amigos e colegas, contribuíram para a realização desta enorme tarefa.

No meu percurso para esta dissertação, encontrei uma professora, uma inspiração, um modelo a seguir e um pilar de apoio na minha orientadora, a Dra. Shalini Garg, Professora, Departamento de Medicina Dentária Pediátrica e Preventiva, Faculdade de Ciências Dentárias, Universidade SGT, Gurugram. Inspirei-me na sua meticulosidade, na sua atenção aos pormenores e na sua aplicação enérgica a qualquer problema. Agradeço-lhe a sua orientação contínua, a sua cooperação, o seu encorajamento e o facto de ter facilitado todos os requisitos, fazendo tudo o que estava ao seu alcance. Deu-me toda a liberdade para prosseguir a minha investigação, ao mesmo tempo que, de forma silenciosa e não intrusiva, assegurava que eu me mantivesse no rumo certo e não me desviasse do cerne da minha investigação. Devo-lhe muita gratidão, Senhora, por ter estado sempre presente para mim e sinto-me privilegiado por ser seu aluno.

Neste momento de realização, estou muito grato ao meu estimado co-orientador Dr. Anil Gupta, Professor e chefe do Departamento de Medicina Dentária Pediátrica e Preventiva, Faculdade de Ciências Dentárias, Universidade SGT, Gurugram, pela sua paciência incansável, um coração compreensivo e um cuidado meticuloso na correção dos meus erros. Ele tem sido uma fonte constante de coragem e apoio ao longo de todo o processo. Sem a sua valiosa orientação e encorajamento, esta dissertação não teria sido concluída com êxito. Foi de facto uma honra trabalhar sob a sua orientação, Senhor.

Agradeço aos membros do corpo docente do Departamento, Dr. Shalu Verma, Dr. Vishal Sharma, Dr. Nivedita Sharma, Dr. Savreen Kaur, Dr. Shrehya Shekhar pelo seu encorajamento, apoio e otimismo contínuo.

Gostaria também de agradecer aos meus avós, o falecido Shri. Roop Chand Mehandiratta e Late Smt. Devi Bai Mehandiratta pelos valores que me incutiram. Apesar de não terem tido uma educação formal, nunca deixaram de partilhar a sua sabedoria, o seu apoio e o seu incentivo ao estudo.

Agradeço sinceramente aos meus pais, o Sr. Gurudatt Mehandiratta e a Sra. Kamlesh Mehandiratta, o Sr. Om Prakash Arora e a Sra. Reeta Arora e aos meus sogros, o Sr. Bharat Bhushan Kher e a Sra. Alka Kher, pelo seu apoio, compreensão e amor. Nunca teria conseguido chegar a este nível sem a sua orientação. O seu apoio, encorajamento constante e orientação fizeram-me acreditar em mim próprio.

A minha sincera consideração vai para o meu marido, Sr. Chaitanya Kher, pelo seu carinho e apoio moral. Devo agradecer o seu apoio inquestionável e o facto de me ter apoiado com o seu coração compassivo sempre que necessário. Além disso, esta viagem foi-me muito cara, pois estava à espera de uma nova vida durante esta fase. Reconheço as pessoas que significam muito para mim, a minha irmã e o meu irmão, Harshi Mehandiratta, Shrey Arora, Rajat Arora, Amit Bhalla, Vasudha Kher, Nalini Kher, pelo seu amor, apoio e compreensão contínuos e infalíveis durante a minha busca de um diploma que tornou possível a conclusão desta dissertação. Estiveram sempre por perto quando pensei que era impossível continuar, ajudaram-me a manter as coisas em perspetiva.

Gostaria também de agradecer aos meus amigos, sem o apoio dos quais esta dissertação não teria sido possível, com uma menção especial à Dra. Pragati Rohilla, ao Dr. Manvir e à Dra. Shruti, que me apoiaram incondicionalmente e me apoiaram com o seu coração compassivo sempre que necessário.

Gostaria de agradecer aos meus superiores, Dr. Rini, Dr. Karuna, Dr. Snigdha, Dr. Sugandha e Dr. Tabita, por me terem ajudado sempre que precisei. Quero reconhecer uma dívida especial para com os meus colegas Dr.ª Neha Yadav, Dr.ª Mansi Sharma, Dr. Prince Rathee, Dr.ª Sakshi Jainer e Dr.ª Sakshi Singla, que sempre me apoiaram de uma forma muito especial e me ajudaram a ganhar muito, através das suas interações pessoais e académicas.

Desejo sorte para o futuro das minhas colegas Dr.ª Nidhi, Dr.ª Minakshi, Dr.ª Shweta, Dr.ª Mahima, Dr.ª Lata e Dr.ª Anshula e agradeço-lhes a sua ajuda frutuosa. Os meus sinceros agradecimentos a todos os funcionários do Departamento, Sr. Manish, Sr. Darshan, Sr. Manveer e Sr. Vikas, pela sua ajuda em diferentes aspectos durante o meu tempo no departamento. Acima de tudo, estou grato a "Deus Todo-Poderoso" por me ter dado força e apoio suficientes para a conclusão deste projeto.

Quanto a mim, "A GRATIDÃO DESBLOQUEIA A PLENITUDE DA VIDA"

ÍNDICE

1. INTRODUÇÃO

O problema comum na dentição decídua é a perda prematura dos dentes decíduos. Como isto afecta o desenvolvimento da dentição, a retenção dos dentes decíduos como mantenedores naturais do espaço é importante. É um facto bem conhecido que um dente natural é o melhor mantenedor de espaço na dentição decídua mista e em desenvolvimento; assim, devem ser feitas todas as tentativas possíveis para o preservar. No entanto, as limitações dos pacientes jovens, como a ansiedade, o medo e a falta de paciência e cooperação, tornam o procedimento mais difícil. Assim, existe a necessidade de uma técnica simples e menos demorada, como o conceito de esterilização de lesões e terapia de reparação de tecidos (LSTR). (1)

É provável que ocorra a cicatrização dos tecidos danificados se se proceder à desinfeção das lesões. Devido à natureza polimicrobiana do canal radicular infetado, um único antibiótico não é suficiente para a desinfeção do canal radicular. Por conseguinte, é utilizada uma combinação de medicamentos antibacterianos. A seleção dos fármacos antibacterianos foi feita com base em vários estudos relacionados com o isolamento bacteriano de locais orais, incluindo lesões endodônticas de dentes decíduos. (2)

Existem diferentes vias de classificação dos antibióticos; por exemplo, estes medicamentos podem ser divididos em várias subclasses; as cilinas, as micinas e as porinas são exemplos dessas divisões. Noutras escolas de pensamento, são classificados de acordo com os tipos de bactérias contra as quais são eficazes; por exemplo, os antibióticos que afectam microrganismos gram positivos e gram negativos ou os que visam aeróbios e anaeróbios estritos e facultativos. As cilinas atacam geralmente as bactérias gram-positivas, enquanto um antibiótico como o metronidazol é útil para combater as gram-negativas. (3)

O metronidazol tornou-se a principal preferência na combinação, uma vez que tem um amplo espetro bactericida contra os anaeróbios que ocorrem habitualmente em sítios orais. A ciprofloxacina e a minociclina são-lhe adicionadas para eliminar as outras bactérias que são resistentes ao metronidazol. Esta pasta de antibiótico triplo é biocompatível, uma vez que o metronidazol e a ciprofloxacina comprovadamente geram fibroblastos, e a tetraciclina é eficaz na inibição das colagenases e das metaloproteinases da matriz. (4)

Nos dentes decíduos, a complexidade da anatomia do canal radicular é bem conhecida. O desbridamento mecânico completo nem sempre pode ser efectuado devido às raízes finas e alargadas. A utilização de produtos químicos cáusticos e agentes quelantes continua a ser controversa. A presença de raízes em reabsorção acentua o uso cuidadoso de irrigantes para evitar a penetração excessiva de irrigantes nos tecidos periapicais. Todos estes factores levantam dúvidas quanto à desinfeção completa do sistema de canais radiculares dos dentes decíduos. [5] Poucos estudos relataram o uso bem-sucedido da LSTR em dentes decíduos com lesões perirradiculares. [2,6] Também tem sido proposta como uma alternativa às pulpectomias de rotina em crianças que não cooperam e em canais que não são negociáveis.

2. DEFINIÇÃO E CONCEITO

As bactérias nas camadas mais profundas da dentina radicular infetada podem, por vezes, permanecer mesmo após o tratamento convencional do canal radicular (Ando & Hoshino 1990). [7] Essas bactérias devem ser eliminadas para garantir um resultado bem-sucedido. Vários medicamentos, incluindo anti-sépticos não específicos e antibióticos, têm sido utilizados no tratamento do canal radicular (Haapasalo & Orstavik 1987[8] , Safavi et al 1990[9] , a aplicação de medicamentos antibacterianos pode representar uma forma de erradicar as bactérias durante o tratamento do canal radicular.

A terapia de esterilização de lesões e reparação de tecidos (LSTR) é uma técnica que permite a desinfeção de lesões dentárias, pulpares e perirradiculares utilizando uma combinação de medicamentos antibacterianos. O conceito LSTR foi desenvolvido na unidade de investigação de Cariologia, Faculdade de Medicina Dentária, Universidade de Niigata, Japão, 2004. [10]

Aparna Achanta, Amit Reche (2023) centra-se principalmente na utilização de antibióticos como modalidade de tratamento num dente afetado por cáries e em que a polpa e os tecidos perirradiculares estão irreversivelmente inflamados. A pulpectomia é uma opção terapêutica para danos irreversíveis nos tecidos pulpares e periapicais, mas pode ser difícil para os pacientes pediátricos cooperarem e tolerarem os procedimentos dentários devido ao seu medo dos dentistas e do equipamento. Para resolver as limitações dos métodos terapêuticos actuais, era necessário um protocolo melhorado. A LSTR, uma técnica terapêutica revolucionária, está a transformar o tratamento de lesões dentárias.

Através de um tratamento antimicrobiano não invasivo, este método de vanguarda procura travar a propagação de lesões cariosas, ao mesmo tempo que incentiva a reparação e regeneração dos tecidos. No LSTR, os tecidos dentários infectados são tratados diretamente com uma combinação antimicrobiana especial de antibióticos, agentes redutores e desinfectantes. Através da eliminação dos microrganismos que causam a cárie dentária e da criação de um ambiente favorável à cicatrização natural dos tecidos, esta intervenção visa a etiologia microbiana. Também enfatiza a capacidade da LSTR de preservar a polpa dentária vital, evitando a necessidade de operações endodônticas invasivas e frequentemente desconfortáveis.

Concluíram que a LSTR oferece tratamentos inovadores para a cárie dentária e outras lesões orais, representando uma mudança de paradigma na medicina dentária. Os profissionais de medicina dentária podem realizar intervenções mais eficazes e minimamente intrusivas, personalizando os tratamentos de acordo com as necessidades de cada paciente e tendo em conta a capacidade intrínseca de cura do organismo. Em última análise, a LSTR representa um passo significativo em direção a um futuro em que as terapias dentárias promovem ativamente os sistemas naturais de cura do corpo, criando sorrisos mais saudáveis e, consequentemente, vidas mais saudáveis, em vez de se limitarem a tratar os sintomas. [(11)]

Windley W (2005) avaliou a eficácia de uma pasta antibiótica tripla na desinfeção de dentes imaturos de cães com periodontite apical. Foram colhidas amostras dos canais antes (S1) e depois (S2) da irrigação com NaOCL a 1,25% e depois da aplicação de uma pasta antibiótica tripla (S3), constituída por metronidazol, ciprofloxacina e minociclina. Em S1, 100% das amostras tiveram cultura positiva para bactérias com uma contagem média de UFC de 1,7 108. Na S2, 10% das amostras foram isentas de bactérias, com uma contagem média de UFC de 1,4 104. Na S3, 70% das amostras não continham bactérias, com uma contagem média de UFC de apenas 26. As reduções nas contagens médias de UFC entre S1 e S2 (p 0,0001), bem como entre S2 e S3 (p 0,0001), foram estatisticamente significativas. Estes resultados indicam a eficácia de uma pasta tripla de antibióticos na desinfeção de dentes imaturos com periodontite apical. Foi encontrada uma redução estatisticamente significativa nas bactérias, cultivadas a partir de dentes de cão imaturos infectados, após o protocolo de irrigação e pasta antibiótica. (12)

Triveni Mohan Nalawade (2019) afirma ser uma "nova abordagem biológica no tratamento de lesões cariosas com envolvimento periapical usando uma mistura de 3 antibióticos (3-Mix)". A LSTR envolve a utilização de três antibióticos/antibacterianos, nomeadamente, Metronidazol, Ciprofloxacina e Minociclina. Os 3 antibióticos são misturados com propilenoglicol. É preparada uma consistência cremosa fresca e colocada na câmara pulpar, que é posteriormente selada com uma restauração GIC e uma coroa de aço inoxidável.

É um método simples, económico e que poupa tempo para o alívio dos sintomas em programas dentários comunitários, especialmente em regiões subdesenvolvidas de prestação de serviços. O tratamento endodôntico utilizando uma mistura antibacteriana (uma combinação de Ciprofloxacina e Metronidazol misturados com propilenoglicol) em dentes decíduos tem demonstrado um bom sucesso clínico.

Poucos casos foram radiograficamente mal sucedidos, com continuação da reabsorção interna, mas clinicamente assintomáticos. Por último, devido às preocupações relativas à utilização de antibióticos, o 2- Mix pode ser colocado como um medicamento intra-canal intermédio em baixas concentrações durante 2 semanas, seguido de obturação convencional, assim que o dente estiver assintomático. (13)

Shaniya Sain (2018) afirma que um dente decíduo afetado por cárie dentária envolvendo o tecido pulpar com subsequente patose perirradicular torna, por vezes, os procedimentos endodônticos convencionais um dilema por uma variedade de razões. Nesta situação, a esterilização de lesões e reparação de tecidos (LSTR) surge como a única opção através da qual os dentistas podem aumentar a longevidade dos dentes decíduos de uma criança pequena. Esta terapia tem como objetivo eliminar as bactérias dos canais radiculares, esterilizando a lesão e promovendo a reparação e regeneração dos tecidos através das respostas tecidulares naturais do hospedeiro. (14)

Na era moderna, um tratamento menos invasivo e demorado pode dar esperança tanto aos doentes como aos médicos. A Unidade de Investigação em Cariologia da Faculdade de Medicina Dentária da Universidade de Niigata desenvolveu o conceito de terapia LSTR por Hoshino em 1990 e popularizado por Takushige. A LSTR é um procedimento de tratamento endodôntico que envolve a não instrumentação ou a instrumentação mínima seguida da colocação de uma mistura de antibióticos num veículo de propilenoglicol para desinfetar os sistemas de canais radiculares e as lesões periapicais. A LSTR segue o princípio de "não remover, tocar e deixar". Cura eficazmente a cárie, a pulpite e as infecções dos canais radiculares. (2)

Anila B (2014) afirmou que a LSTR é uma abordagem terapêutica emergente que revoluciona os métodos convencionais de tratamento de lesões dentárias. Esta técnica inovadora tem como objetivo travar a progressão das lesões cariosas através de uma estratégia antimicrobiana não invasiva, promovendo a reparação e regeneração dos tecidos.

A LSTR envolve a aplicação de uma mistura antimicrobiana única que inclui antibióticos, agentes redutores e desinfectantes diretamente nos tecidos dentários afectados. Esta intervenção visa a etiologia microbiana, eliminando os agentes patogénicos responsáveis pela cárie dentária e criando um ambiente propício à cicatrização natural dos tecidos.

Está a evoluir como um procedimento de tratamento alternativo em comparação com as pulpectomias tradicionais/tratamento do canal radicular e extracções para o tratamento de dentes não vitais ou sem polpa. Este artigo revê os fundamentos da técnica, a sua evolução, indicações, utilizações e procedimentos clínicos necessários para a sua execução. (5)

Concentração mínima de fármaco - A quantidade de fármaco dcvc scr suficiente para causar uma esterilização adequada. Uma concentração inadequada significa uma menor ou nenhuma eliminação de micróbios. O medicamento deve ter a capacidade de se difundir periapicamente a partir do canal e produzir esterilização nos casos em que as técnicas regenerativas são especialmente contempladas. Tipo de infeção - Determinados tipos de espécies microbianas são resistentes aos antimicrobianos normalmente utilizados. Espécies como o grupo Enterococcus demonstraram ser viáveis quando expostas a irrigantes de canais radiculares normalmente utilizados. Além disso, uma vez que a infeção do canal radicular é uma mistura de flora aeróbia e anaeróbia, nenhum medicamento isolado pode causar a esterilização do canal. Por conseguinte, são necessárias combinações de medicamentos para este efeito. (15)

Biocompatibilidade - Os medicamentos utilizados nos canais radiculares devem possuir propriedades antimicrobianas, mas, para além disso, devem causar o mínimo de danos às células hospedeiras. (16)

Toxicidade sistémica - A pasta poli-antibiótica contendo penicilina foi tradicionalmente utilizada durante muitos anos para esterilizar os canais radiculares, mas foi retirada devido ao potencial de sensibilização dos pacientes ou ao desenvolvimento de superinfecções.(17)

Resistência - Vários medicamentos e seus efeitos A preocupação com a pasta de antibióticos é o facto de poder causar resistência bacteriana. Uma combinação de antibióticos diminuiria, portanto, a probabilidade de desenvolvimento de estirpes bacterianas resistentes. (18)

3. HISTÓRIA E EVOLUÇÃO AO LONGO DOS ANOS

Gunnar Dahlen (1981) Segundo eles, as polpas de 24 canais radiculares, oito em cada um de três macacos, foram desvitalizadas mecanicamente e expostas à flora bucal durante cerca de 1 semana, sendo depois seladas. A amostragem e análise microbiológica foram efectuadas em 16 dentes (dois dos macacos) após 7 dias de encerramento (amostras iniciais). Os dentes dos três macacos representavam tempos de observação de 90, 180 e 1060 d.(19) No final de cada período de observação foram colhidas amostras finais. A amostragem final incluiu amostras do canal radicular principal, da dentina e da região apical na mesma sessão de amostragem. Todas as análises microbiológicas foram efectuadas quantitativamente. As amostras finais do canal radicular da região apical mostraram uma predominância de bactérias não esporulantes obrigatoriamente anaeróbias, de facto 85-98% das células bacterianas eram anaeróbias.

As espécies mais frequentemente encontradas foram Bacteroides e bastonetes anaeróbios Gram-positivos. Foi encontrada uma proporção menor de bactérias anaeróbias facultativas. Este facto foi mais pronunciado para os bastonetes coliformes em comparação com as estirpes de B. melaninogenicus. (20)

E Hoshino (1996) O objetivo deste estudo foi esclarecer o efeito antibacteriano de uma mistura de ciprofloxacina, metronidazol e minociclina, com e sem a adição de rifampicina, em bactérias retiradas da dentina infetada das paredes dos canais radiculares. A eficácia também foi determinada contra bactérias de dentina cariada e polpas infectadas que podem ser as bactérias precursoras da dentina radicular infetada. Esta eficácia foi estimada in vitro medindo a recuperação bacteriana em placas de ágar BHI-sangue na presença ou ausência do combinação de medicamentos. Bactérias variando em número de **102** a **106** ocorreram em amostras de dentina radicular infetada (27 casos). No entanto, nenhuma foi recuperada das amostras na presença da combinação de medicamentos em concentrações de 25 microg/ml cada. O respetivo fármaco sozinho (10, 25, 50 e 75 (microg/ml) diminuiu substancialmente a recuperação bacteriana, mas não conseguiu matar todas as bactérias. As bactérias retiradas da dentina cariada (25 casos) e das polpas infectadas (12 casos) também foram sensíveis à combinação de medicamentos. Estes resultados podem indicar que a eficácia bactericida da combinação de medicamentos é suficientemente potente para erradicar as bactérias da dentina infetada dos canais radiculares. [21]

a adição de 10 (microg/ml de metronidazol às placas de ágar-sangue BHI diminuiu significativamente (teste t emparelhado; P<0,0001), indicando que a maioria das bactérias era sensível ao metronidazol.

TABELA 1: Eficácia bactericida do metronidazol (MN) contra bactérias da dentina radicular infetada		
Recuperação bacteriana em placas de ágar-sangue BHI, expressa em log (unidades formadoras de colónias mg'		
Amostra	Sem drogas	Com MN (10microg/ml)
1	4.34	1.8
2	3.56	1.15
3	3.93	1.79
4	3.08	1.04
5	5.78	2.88
6	5.76	2.93
7	5.23	2.87
8	6.3	3.08

A recuperação bacteriana também foi substancialmente reduzida quando as amostras foram cultivadas com metronidazol concentrado (100microg/ml, dados não mostrados), ou com um dos outros medicamentos, ou seja, ciprofloxacina, minociclina ou rifampicina (25, 50 ou 75 [microg/ml; Quadro 2), mas nem sempre todas as bactérias foram mortas pelo único medicamento (Quadros 1 & 2).

Quadro 2Eficácia bactericida da minociclina (MIMO), da rifampicina (RFP) e da ciprofloxacina (CPFX) contra bactérias da dentina radicular infetada										
Recuperação bacteriana em placas de ágar-sangue BHI, expressa em log (unidades formadoras de colónias mg-1)										
		+MIMO (µg/ml)			+RFP (µgm/ml)			+CPFX (µ gm/ml)		
Amostra	Sem drogas	25	50	75	25	50	75	25	50	75
9	3.32	0*	0	0	0	0	0	0	0	0
10	7.36	>4	0	0	>5	4.91	6.63	4.78	4.72	4.62
11	7.61	4.57	3.63	2.26	4.46	2.77	0	>5	3.45	2.26
12	5.88	4.72	3.2	0	2.3	1.23	1.23	4.57	4.48	4.26
13	3.28	0	0	0	2.08	1.78	2.08	0	0	0
14	5.38	2.36	0.63	0.63	4.48	4	4	2.99	2.84	1.98
15	4.15	0	0	0	1.48	1.6	1.6	1.6	0	0

Os fármacos antibacterianos deste estudo foram utilizados clinicamente. Embora tenham sido registados efeitos secundários da ciprofloxacina, o medicamento demonstrou ser clinicamente seguro quando aplicado nas doses recomendadas. (22)

SATO, **N. ANDO-KURIHARA (1996)** Foi relatado que uma mistura de medicamentos antibacterianos, ou seja, ciprofloxacina, metronidazol e minociclina, pode esterilizar a dentina radicular.

O objetivo deste estudo foi observar o potencial de uma mistura de ciprofloxacina, metronidazol e minociclina para matar bactérias nas camadas profundas da dentina do canal radicular in situ. Depois de as coroas dos dentes extraídos terem sido removidas, a combinação de fármacos (0,5 mg de cada fármaco), ou solução salina estéril, como controlo, foi colocada nos canais radiculares que tinham sido previamente irrigados por ultra-sons com EDTA 0,4 M. A penetração e a eficácia bactericida foram estimadas por vários procedimentos, como se segue. [(23)]

Uma suspensão de células de E. coli foi colocada em pequenas cavidades preparadas paralelamente aos canais radiculares nos planos de corte de nove dentes com uma única raiz. Os dentes foram depois totalmente cobertos com cera azul. No momento 0, e 5h, 24h e 48h após a aplicação da combinação de fármacos, as células de E. coli foram recuperadas das cavidades, lavando-as várias vezes com solução salina estéril, e foram cultivadas nas superfícies de placas de ágar de infusão cardíaca (HI). As unidades formadoras de colónias totais foram então contadas. As recuperações bacterianas diminuíram com o tempo, não tendo sido recuperadas quaisquer bactérias 48 horas após a aplicação da combinação de medicamentos, enquanto as bactérias sobreviveram em todos os casos com os controlos. (7)

Depois de a combinação de fármacos ou a solução salina estéril terem sido colocadas e seladas no canal radicular com cera inlay azul, os dentes foram colocados em placas de ágar HI onde tinham sido inoculadas células de E. coli. Após a cultura, foi observada uma zona clara causada pela inibição do crescimento bacteriano à volta dos dentes, mas não na experiência de controlo. (24)

Após a recolha de amostras de dentina radicular infetada de 12 dentes recém-extraídos como controlos positivos, a combinação de fármacos (0,5 mg cada) foi colocada nos canais radiculares. Não foram recuperadas quaisquer bactérias da dentina infetada da parede do canal radicular 24 horas após a aplicação da combinação de fármacos, exceto num caso em que foram recuperadas algumas bactérias. Com base nestes resultados, pode esperar-se a penetração através da dentina e a eficácia antibacteriana da combinação de fármacos contra bactérias que infectam a dentina da parede do canal radicular in situ quando os fármacos foram colocados em canais radiculares que tinham sido irrigados por ultra-sons.

Takushige T (2004) Têm como objetivo avaliar o resultado clínico da terapia de "Esterilização de Lesões e Reparação de Tecidos" (LSTR) no tratamento endodôntico de dentes decíduos. Foi utilizada uma mistura de metronidazol, ciprofloxacina e minociclina (3Mix) em pomada (macrogol misturado com propilenoglicol: MP) ou num selante de canal radicular para desinfetar canais radiculares infectados de 56 pacientes com idades compreendidas entre os 4 e os 18 anos. De um total de 87 dentes decíduos, 81 casos apresentavam reabsorção radicular fisiológica. Um total de 54 lesões perirradiculares radiolúcidas estavam presentes. Os canais radiculares não foram preparados antes ou depois da desinfeção. O medicamento 3Mix (3Mix- MP/3Mix-sealer) foi colocado nos orifícios dos canais radiculares ou no fundo das câmaras pulpares, e depois selado com cimento de ionómero de vidro e reforçado por um inlay de resina composta preparado através de um método direto e cimentado com resina.

Em todos os casos, os sintomas clínicos, tais como inchaço gengival (52 casos), tractos sinusais (22 casos), dor surda induzida (3 casos), dor surda espontânea (26 casos) e dor ao morder (46 casos), desapareceram após o tratamento, embora em quatro casos os sinais e sintomas clínicos só tenham sido finalmente resolvidos após o retratamento utilizando os mesmos procedimentos. Assim, os abcessos gengivais e as fístulas, quando presentes, desapareceram ao fim de alguns dias. Os dentes permanentes sucessores surgiram sem quaisquer perturbações, ou foram considerados radiograficamente normais e em processo de erupção. Todos os casos foram avaliados como bem-sucedidos. O tempo médio de função dos dentes decíduos foi de 680 dias (variação: 68-2390 dias, com exceção de um caso em que o dente permanente sucessor estava congenitamente ausente.

Os dentes decíduos com lesões perirradiculares com ou sem reabsorção radicular fisiológica foram tratados com sucesso pela terapia endodôntica LSTR. [(2)]

Dr. Ibrahim Khalil (2012) Avaliam que a esterilização das bactérias no sistema de canais radiculares é um dos problemas proeminentes. Algumas bactérias podem permanecer no canal radicular mesmo após a utilização de medicamentos convencionais. As evidências sugerem que Enterococcus faecalis (E. faecalis) causou infecções substanciais do canal radicular. Assim, a eliminação deste tipo de organismo é importante para alcançar o sucesso do tratamento. Pensa-se que a esterilização do canal radicular com a mistura LSTR (Lesion Sterilization and Tissue Repair) -3mix MP Therapy é mais eficaz contra o E. faecalis do que com um único antibiótico. [25]

A terapia LSTR-3mix MP pode matar todas as bactérias retiradas de lesões cariosas, polpas necróticas, dentina radicular infetada e lesões endodônticas de dentes permanentes e decíduos. [26] Os discos de antibióticos foram feitos a partir de comprimidos de metronidazol, ciprofloxacina e cápsulas de minociclina, mantendo a proporção correta através da utilização de uma fórmula bioquímica padrão. A mistura de LSTR-3 MP e o hidróxido de cálcio de controlo [Ca (OH)2] em pastas salinas estéreis foram preparados para um disco de papel estéril com meias, que foi colocado em meio de ágar Mueller Hinton (MH). [27]

As estirpes foram inoculadas individualmente em tubos contendo 5 ml de solução salina estéril a 0,85%. As camadas de açúcar dos comprimidos de metronidazol e ciprofloxacina foram removidas com um bisturi. Cada comprimido foi pulverizado com um almofariz e um pilão. O pó da cápsula de minociclina foi segregado. Os 3 antibióticos foram misturados na proporção de 1:1:1 para preparar a mistura de 3 antibióticos. Os antibióticos em pó foram armazenados e selados em recipientes herméticos. Em seguida, a mistura de 3 antibióticos foi misturada com MP (macrogol e propilenoglicol) como diluentes até se obter uma consistência cremosa. Cada disco tinha 4 mm de diâmetro e a espessura era Whatman número 3. Os discos foram esterilizados em autoclave e secos em estufa de ar quente a 80o c durante 30 minutos. Os discos de papel de LSTR-3mix MP e Controlo Ca (OH)2 com pasta salina estéril foram colocados em meio de ágar Mueller Hinton (MH). Após 24 horas de incubação, a zona de inibição do crescimento microbiano de E. faecalis à volta dos discos foi medida e a zona inibitória foi considerada como o diâmetro mais curto (em mm) da margem exterior da zona de inibição à volta do disco

Foram apresentados os dados da zona de inibição de E. faecalis. O diâmetro da zona de inibição no grupo do metronidazol (metro) não mostrou qualquer inibição. No entanto, a minociclina (mino), a ciprofloxacina (cipro), a terapia LSTR-3mix MP e o controlo Ca (OH)2 em solução salina normal apresentaram médias de zonas de inibição de 24,83 mm, 28,78 mm, 50,17 mm e 5,72 mm, respetivamente. Uma vez que a média de LSTR-3mix foi a maior entre todas as zonas de inibição, isso significa que forneceu o melhor resultado. (25)

Marcus Castro (2023) O estudo compara a eficácia da técnica LSTR (esterilização da lesão e reparação tecidual) com pasta CTZ (cloranfenicol, tetraciclina, óxido de zinco e eugenol) e pulpectomia com pasta ZOE (óxido de zinco e eugenol) no tratamento de molares decíduos com necrose pulpar. Foram incluídos 88 molares decíduos com necrose pulpar de 70 crianças entre 3 e 8 anos de idade. Os dentes foram randomizados para o grupo LSTR com pasta CTZ ou para o grupo pulpectomia com pasta ZOE. Foram efectuadas avaliações clínicas e radiográficas aos 18, 24, 30 e 36 meses. Aos 36 meses, o sucesso clínico foi de 86,4% na LSTR com pasta CTZ e de 90,9% na pulpectomia com pasta ZOE (p = 0,45). O sucesso radiográfico foi de 43,2% em ambos os grupos (p = 1,00). O sucesso global foi de 40,9% na LSTR com pasta CTZ e de 43,2% na pulpectomia com pasta ZOE (p = 1,00). Após 36 meses de avaliação, a eficácia da técnica LSTR com pasta CTZ e pulpectomia com pasta ZOE foi semelhante para o tratamento de molares decíduos com necrose pulpar. (28)

4. MATERIAIS E UTILIZAÇÕES DE ANTIBIÓTICOS

Anila B (2014) - É referido que a esterilização resultante com antibióticos ou anti-sépticos resulta em cerca de 20-40% de limpeza adicional / aumento do desbridamento convencional do canal radicular. A este respeito, foram discutidos vários medicamentos como antibióticos e anti-sépticos. {8)

Ao longo dos anos, foram experimentadas várias combinações de medicamentos. (29) Algumas das combinações mais conhecidas são:

- ► Metronidazol e ciprofloxacina mais minociclina (pasta de 3 misturas/ pasta de antibióticos triplos) (4)
- ► Metronidazol e ciprofloxacina mais amoxicilina. (6)
- ► Metronidazol e ciprofloxacina mais cefaclor
- ► Metronidazol e ciprofloxacina mais cefroxadina
- ► Metronidazol e ciprofloxacina mais fosfomicina
- ► Metronidazol e ciprofloxacina mais rokitamicina
- ► Penicilina, bacitracina, ou cloranfenicol e estreptomicina (pasta poliantibiótica de Grossman)
- ► Pasta Ledermix (triamcinolona - um corticosteroide e demeclociclina - um antibiótico tetraciclina) (30)
- ► Pastas de hidróxido de cálcio {31)
- ► 3Mixtatin - composto por Ciprofloxacina, Ornidazol e Cefixima com Simvastatina em pó {32)

Poucos estudos sobre pastas triplas de antibióticos:

Sato et al (1993) investigaram esta combinação de fármacos in vitro e estabeleceram que era muito eficaz na descontaminação de cáries profundas, polpa necrosada e canais radiculares infectados de dentes decíduos. O objetivo deste estudo foi esclarecer a eficácia antibacteriana de fármacos antibacterianos mistos em bactérias de lesões cariosas e endodônticas de dentes decíduos humanos in vitro. Os antibacterianos utilizados neste estudo foram misturas de ciprofloxacina, metronidazol, mais um terceiro antibiótico: amoxicilina, cefaclor, cefroxadina, fosfomicina ou rokitamicina. As amostras retiradas da dentina cariada (17 casos) e dos tecidos pulpares infectados (14 casos) foram cultivadas em placas de controlo e em placas contendo os medicamentos mistos. Não foram recuperadas bactérias na presença de qualquer combinação da mistura dos fármacos (100/(g cada/ml), e o crescimento bacteriano ocorreu em placas de controlo (10' a 10' unidades formadoras de colónias), indicando que os fármacos mistos inibem o crescimento de bactérias nas amostras. Quando lesões cariosas e endodônticas em superfícies divididas de dentes recém-extraídos foram cobertas durante a noite com cimento de fosfato tricálcico contendo uma mistura de ciprofloxacina, metronidazol e cefaclor {1% cada; 5 casos), nenhuma bactéria foi recuperada das lesões. Não foram recuperadas bactérias de lesões cariosas e endodônticas quando estas lesões foram imersas numa solução da mistura (200 microg cada/ml; 5 casos). Esses achados indicam que as lesões cariosas e endodônticas podem ser esterilizadas pelos medicamentos misturados in situ. [(33)]

Hoshino et al (1996) determinaram que uma combinação de ciprofloxacina, metronidazol e minociclina com uma diluição de 25 g de cada por ml de pasta tem capacidade para descontaminar a dentina infetada do canal radicular in vitro. [(17)]

Banchs F et al (2004) sugeriram que o método MIC (concentração inibitória mínima) pode não ser adequado para determinar se as combinações de medicamentos podem matar todas as bactérias numa flora. O canal é desinfectado com irrigação abundante e uma combinação de três antibióticos. Após a conclusão do protocolo de desinfeção, o ápice é irritado mecanicamente para iniciar a hemorragia no canal e produzir um coágulo de sangue ao nível da junção cemento-esmalte. O duplo selamento do acesso coronal é então efectuado. Neste caso, a combinação de um canal desinfectado, uma matriz na qual o novo tecido poderia crescer e um selamento coronal ineficaz parece ter produzido o ambiente necessário para uma revascularização bem sucedida. Este estudo valoriza o uso de pasta antibiótica tripla na endodontia de revascularização. (34)

Dentes decíduos com lesões perirradiculares com ou sem reabsorção radicular fisiológica foram tratados com sucesso pela terapia endodôntica LSTR. {9)

QUADRO 3: ANTIBIÓTICO UTILIZADO E RESPECTIVO MODO DE ACÇÃO

Componentes		Modo de ação
Ciprofloxacina (35)	Agente antimicrobiano de espetro estreito	Pertence ao grupo das fluoroquinolonas. Actua através da inibição da DNA girase. O efeito antibacteriano apresenta-se tanto durante as fases de duplicação como durante a fase latente do crescimento bacteriano. Eficaz contra organismos gram-negativos.
Metronidazol (35)	Agente antimicrobiano de espetro estreito	Trata-se de um composto de nitroimidazol. O metronidazol penetra nas membranas das células bacterianas. Liga-se então ao ADN, rompendo a sua estrutura helicoidal, e provoca uma morte celular muito rápida. Eficaz contra cocos anaeróbios, bacilos (tanto gram positivos como gram negativos) e alguns protozoários. A eficácia encontra-se tanto a nível sistémico como tópico.
Minociclina (35)	Agente antimicrobiano de largo espetro	Actua inibindo a síntese de proteínas na superfície dos ribossomas. Inibe as colagenases e a metaloproteinase da matriz e não é citotóxico. Eficaz contra microrganismos gram-positivos e gram-negativos; espiroquetas Também aumentam o crescimento das células hospedeiras na dentina, através da exposição de fibras de colagénio incorporadas ou de factores de crescimento, permitindo uma revascularização bem sucedida e o desenvolvimento contínuo da raiz até ao seu comprimento normal.
Propilenoglicol/ macrogol (12)		Macrogol é a Denominação Comum Internacional (DCI) do polietilenoglicol. Actua como solvente, melhorando a difusão dos medicamentos nos túbulos dentinários. reforçando a ação antimicrobiana.
Salina	Solvente	Dissolução dos ingredientes.

Utilizações de LSTR ou pasta tripla de antibióticos:

1. Patose perirradicular de dentes permanentes com ápices maduros, é relatado que a esterilização resultante com antibióticos ou anti-sépticos resulta em aproximadamente 20-40% de limpeza adicional / aumentando o desbridamento convencional do canal radicular. [(2)]

2. Patose perirradicular de dente permanente com ápices imaturos - Os procedimentos convencionais de apexificação foram substituídos por novas metodologias. Inicialmente, utilizavam-se medicamentos intra-canal, como o hidróxido de cálcio, para a apexificação, que atualmente estão contra-indicados, uma vez que inibem o crescimento radicular. Recentemente, o Agregado de Trióxido Mineral (MTA) tem sido utilizado em procedimentos de apexificação num só passo para criar uma barreira apical artificial sobre a qual o material de obturação pode ser compactado. A apexificação com MTA, embora considerada bem-sucedida, não ajuda a fortalecer a raiz e, na ausência de um desenvolvimento contínuo da raiz, as raízes permanecem finas e frágeis. [(36)]

3. A endodontia regenerativa utilizando pasta antibiótica tripla pode permitir a continuação do crescimento radicular, reduzindo assim o risco de fratura radicular num dente permanente jovem, o que normalmente ocorreria com os procedimentos tradicionais de "apexificação", em que as raízes permanecem finas e fracas.

4. Não há necessidade de intervenção cirúrgica para a patose perirradicular de dentes permanentes com ápices maduros:

Tradicionalmente, poucos casos de insucesso endodôntico eram tratados com técnicas cirúrgicas (endodontia cirúrgica). A endodontia cirúrgica tem os seguintes inconvenientes

- Dor pós-operatória,

- ▶ Danos nas estruturas anatómicas circundantes, especialmente no tecido neurovascular,
- ▶ Necessidade de cirurgia.

Mas com a invenção de pastas antibióticas triplas, a necessidade de endodontia cirúrgica é reduzida.

5. Patose perirradicular do dente primário Para além da complexidade do canal radicular, a utilização tradicional de um desbridamento mecânico minucioso não pode ser efectuada nos dentes primários, em comparação com os dentes permanentes, devido às paredes dentinárias finas e às raízes primárias alargadas. Além disso, o uso cauteloso de irrigantes é exercido

durante a pulpectomia para evitar efeitos indevidos dos irrigantes no tecido periapical devido à sua fácil passagem para os tecidos periapicais (presença de ápices reabsorventes). Especialmente os produtos químicos cáusticos, como o hipoclorito de sódio, o peróxido de hidrogénio e os agentes de amolecimento da dentina, como o EDTA, estão de certo modo contra-indicados nestes dentes. A combinação destes problemas cria sempre dúvidas quanto à probabilidade de desinfeção do canal radicular. A este respeito, estão a ser publicados vários relatórios para melhorar o efeito da desinfeção do canal radicular utilizando LSTR. {37)

Jaya AR (2012) relatou um caso de dentes decíduos com lesões perirradiculares que mostraram cicatrização após um acompanhamento de 24 meses. O objetivo deste estudo é avaliar e comparar a eficácia clínica e radiográfica da combinação de Ciprofloxacina, Minociclina e Metronidazol com a combinação de Ciprofloxacina, Minociclina e Tinidazol quando utilizada para a esterilização de lesões e reparação de tecidos em dentes decíduos.

Foram selecionadas 25 crianças saudáveis, com idades compreendidas entre os 6 e os 9 anos, que tinham 30 dentes decíduos infectados, e divididas em 2 grupos. No Grupo A, foi colocada uma mistura de 3mix-MP de Ciprofloxacina,

Metronidazol e Minociclina no chão da câmara pulpar, cobrindo os orifícios do canal radicular. No Grupo B, foi colocada uma mistura de Ciprofloxacina, Tinidazol e Minociclina como uma camada no pavimento da câmara pulpar. O procedimento foi concluído numa única visita. A avaliação clínica pós-operatória foi efectuada após 1, 6, 12 e 24 meses. A avaliação radiográfica pós-operatória foi efectuada aos 6, 12 e 24 meses. Não se observou qualquer diferença estatisticamente significativa entre os dois grupos e uma combinação de medicamentos antibacterianos Ciprofloxacina, Minociclina e Tinidazol pode ser utilizada em dentes envolvidos na polpa com reabsorção radicular fisiológica. Após um acompanhamento de 24 meses, concluíram que os dentes decíduos com lesões perirradiculares podem ser conservados através da utilização de uma combinação dos medicamentos antibacterianos ciprofloxacina, minociclina e tinidazol. [(38)]

Takushige Tet al (2003) mostrou uma reabsorção radicular fisiológica normal de dentes decíduos com lesões perirradiculares e; a erupção correta de dentes sucessores erupcionados sem quaisquer perturbações utilizando a terapia LSTR. [(9)]

A este respeito, a LSTR pode ser um adjuvante útil para as terapias pulpares de rotina ou uma alternativa às pulpectomias em casos especiais (por exemplo, crianças não cooperantes, canais não negociáveis). [(10)]

5. LSTR V/S PULPECTOMIA

Iram Sefa (2024) Estabelecer a terapia de esterilização de lesões e reparação de tecidos (LSTR) como uma opção de tratamento alternativo no tratamento de molares decíduos infectados com mau prognóstico que foram indicados para extração, cumprindo assim o objetivo de reter o dente decíduo até à sua esfoliação normal na arcada dentária. Foram incluídas no estudo 84 crianças que cumpriam os critérios de inclusão e que necessitavam de extração em 142 dentes envolvendo molares decíduos. Os pacientes selecionados foram distribuídos por dois grupos, ou seja, terapia LSTR com pasta 3Mix-MP e pulpectomia com metapex. Todos os dentes tratados foram então avaliados clínica e radiograficamente após 1, 3, 6, 9 e 12 meses, respetivamente, para determinar o sucesso entre a terapia LSTR com pasta 3Mix-MP e a pulpectomia com metapex. O teste do qui-quadrado de Pearson, juntamente com o teste z, foi utilizado para comparar o sucesso clínico e radiográfico dos dois grupos ($p < 0,05$). A dor e a sensibilidade foram completamente resolvidas dentro de um mês de acompanhamento em ambos os grupos. Os abcessos foram completamente resolvidos ao fim de 1 mês no grupo da pulpectomia e a mobilidade foi resolvida aos 6 meses de seguimento em ambos os grupos. A radiolucência interradicular e perirradicular persistiu mesmo aos 12 meses do período de seguimento em ambos os grupos. A comparação intergrupos não revelou diferenças estatísticas entre a LSTR e o procedimento de pulpectomia e ambos foram igualmente eficazes em todos os intervalos de tempo ($p > 0,05$).Tanto a terapia LSTR com 3Mix-MP como a pulpectomia com metapex apresentaram taxas de sucesso clínico de 100%. Radiograficamente não foram observadas alterações mesmo no período de acompanhamento de 12 meses em ambos os grupos. A terapia com LSTR pode ser uma opção de tratamento alternativa para dentes decíduos envolvidos na polpa com mau prognóstico e em casos em que a instrumentação mecânica não pode ser alcançada devido à reabsorção radicular fisiológica. [39]

Marcus Castro (2023) Comparar a eficácia da técnica LSTR (esterilização da lesão e reparação tecidual) com pasta CTZ (cloranfenicol, tetraciclina, óxido de zinco e eugenol) e pulpectomia com pasta ZOE (óxido de zinco e eugenol) no tratamento de molares decíduos com necrose pulpar. Foram incluídos 88 molares decíduos com necrose pulpar de 70 crianças entre 3 e 8 anos de idade. Os dentes foram randomizados para o grupo LSTR com pasta CTZ ou para o grupo pulpectomia com pasta ZOE. Foram efectuadas avaliações clínicas e radiográficas aos 18, 24, 30 e 36 meses. Aos 36 meses, o sucesso clínico foi de 86,4% na LSTR com pasta CTZ e de 90,9% na pulpectomia com pasta ZOE (p = 0,45). O sucesso radiográfico foi de 43,2% em ambos os grupos (p = 1,00). O sucesso global foi de 40,9% na LSTR com pasta CTZ e de 43,2% na pulpectomia com pasta ZOE (p = 1,00). Após 36 meses de avaliação, a eficácia da técnica LSTR com pasta CTZ e da pulpectomia com pasta ZOE foi semelhante para o tratamento de molares decíduos com necrose pulpar. [40]

Seema Thakur (2021) O objetivo deste estudo foi avaliar as taxas de sucesso clínico e radiográfico da pasta 3Mixtatin e da pasta 3Mix-MP modificada e compará-las com o procedimento convencional de tratamento de canais radiculares em molares primários que necessitavam de pulpectomia. Neste estudo in vivo, 66 molares primários de 52 crianças com idades compreendidas entre os 4 e os 8 anos, com molares primários com abcesso periapical crónico, foram tratados aleatoriamente com 3Mixtatin, pasta 3Mix-MP modificada e Metapex. Os indivíduos foram revistos aos 6 e 12 meses, tanto clínica como radiograficamente, após a terapia pulpar, para avaliar e comparar o processo de cicatrização. Os dados obtidos foram submetidos a uma análise estatística com um nível de significância de 0,05. No final do seguimento de 12 meses entre os três grupos, a 3Mixtatina parecia estar a ter um desempenho consistentemente melhor em comparação com os outros dois grupos quando avaliados clínica e radiograficamente. No entanto, o Metapex resultou no maior número de insucessos, com uma taxa de sucesso de apenas 42,9% no final do período de seguimento. A cicatrização clínica e radiográfica ocorreu em todos os três grupos; no entanto, com base nos nossos resultados, a 3Mixtatin pareceu ter um desempenho consistentemente melhor entre os três grupos no seguimento de 12 meses. Assim, pode-se inferir que a 3Mixtatina usada como agente localizado é eficaz e comparável tanto à pasta 3Mix-MP modificada quanto ao procedimento convencional de pulpectomia envolvendo hidróxido de cálcio e pasta de iodofórmio em dentes decíduos. [(32)]Dos três grupos, o Grupo I foi composto pelo grupo da 3Mixtatina (n = 30), o Grupo II foi composto pelo grupo da pasta 3Mix-MP modificada (n = 29) e o Grupo III foi composto pelo grupo da pulpectomia convencional que recebeu pasta de hidróxido de cálcio e iodofórmio como materiais obturadores.Os sinais e sintomas clínicos e radiográficos pré-operatórios de base foram registados na folha de história do doente, incluindo

- dor,
- presença de inchaço,
- drenagem do seio,
- mobilidade e
- linfadenopatia, enquanto radiograficamente os dentes foram avaliados quanto a sinais de alterações peri-radiculares.

A preparação da pasta de 3Mixtatin foi efectuada misturando três antibióticos disponíveis no mercado com sinvastatina em pó Utilizando uma lâmina B. P afiada, o revestimento entérico dos três comprimidos de antibiótico foi removido; estes foram pulverizados individualmente até se tornarem pós finos utilizando um almofariz e um pilão. Os antibióticos triplos compreendiam 500 mg de comprimido de Ciprofloxacina, 500 mg de comprimido de Ornidazol e 100 mg de comprimido de Cefixima; estes foram misturados numa proporção de 1:1:1. À mistura acima referida foram adicionados 2 mg de sinvastatina em pó e a combinação foi armazenada num frasco de cor âmbar bem fechado. Uma vez que o comprimido de 5 mg de sinvastatina estava disponível comercialmente. Aquando da sua aplicação clínica, a combinação em pó foi misturada com solução salina normal para formar uma pasta e colocada. No caso do grupo da pasta 3Mix-MP, o veículo utilizado para preparar a pasta foi o Macrogol (M) e o Propilenoglicol (P). Em ambos os grupos, foram colocadas coroas de aço inoxidável sobre o dente tratado na mesma consulta.

Joyce Moura (2021) O objetivo deste estudo foi comparar a eficácia da pasta antibiótica de esterilização de lesões e reparação de tecidos (LSTR) composta por cloranfenicol, tetraciclina e óxido de zinco e eugenol (CTZ) versus pulpectomia com óxido de zinco e eugenol (ZOE) no tratamento de molares decíduos com necrose pulpar. Foram incluídos 70 indivíduos de três a oito anos de idade com 88 molares inferiores decíduos com necrose pulpar. Os dentes foram randomizados para o grupo CTZ ou para o grupo ZOE. O tempo gasto para realizar ambas as técnicas foi registado. Os pais das crianças e o dentista que efectuou as avaliações clínicas não tinham conhecimento da atribuição do grupo, embora o avaliador radiográfico pudesse ver a diferença nos tratamentos. As avaliações clínicas e radiográficas foram efectuadas aos três, seis, nove e 12 meses. Na avaliação de 12 meses, o sucesso clínico foi de 86,4 por cento para o CTZ e 90,9 por cento para o ZOE (P=0,50), o sucesso radiográfico foi de 75,0 por cento para o CTZ e 72,7 por cento para o ZOE (P=0,81), e o sucesso global foi de 70,5 por cento para o CTZ e 72,7 por cento para o ZOE (P=0,81). O tempo médio de execução. Aos 12 meses, ambas as técnicas não apresentaram diferença significativa nas taxas de sucesso para a terapia pulpar não vital em molares decíduos com necrose. O tempo de esterilização da lesão e do procedimento de reparação tecidual utilizando cloranfenicol, tetraciclina, óxido de zinco e eugenol foi significativamente menor do que para uma pulpectomia com óxido de zinco e eugenol. foi de 61,4 (±20,5 desvio padrão) minutos para CTZ e 145,1 (±53,2) minutos para ZOE (P<0,001). [41]

Manisha Agarwal (2011) Este estudo foi conduzido para avaliar a eficácia clínica do pulpotec e do LSTR e comparar com a pulpectomia ZOE convencional em 1, 3, 6 e 12 meses de pós-operatório. Cerca de 34 crianças na faixa etária de 4 a 9 anos com lesões cariosas profundas que afetavam as polpas de 60 molares mandibulares primários foram divididas aleatoriamente em três grupos com 20 dentes em cada grupo.

Grupo 1- Controlo Vinte molares inferiores primários foram tratados com o procedimento convencional de pulpectomia ZOE de acordo com Payne et al, 2004.

Grupo 2 - Experimental Vinte molares mandibulares primários foram tratados com pulpotomia e pulpotec (o kit Pulpotec contém pó e líquido, broca cirúrgica de carboneto, broca endo, broca em forma de pera de diamante e massa de enchimento)

Grupo 3 - Experimental Vinte molares mandibulares primários foram tratados com o procedimento de "esterilização de lesões e terapia de reparação de tecidos" (LSTR-3 Mix-MP, mistura de fármacos de ciprofloxacina 500, metronidazol 400 e minociclina 100 numa proporção de 1:3:3 preparada com macrogol e propilenoglicogol em forma de pomada).

As crianças foram chamadas para avaliação clínica no intervalo de 1 mês; clínica e radiográfica 3, 6 e 12 meses. Um total de 60 molares decíduos inferiores, 26 primeiros molares e 34 segundos molares em 34 crianças (18 do sexo masculino, 16 do sexo feminino) foram tratados endodonticamente em (ZOE) e (Pulpotec) e (esterilização da lesão e reparação de tecidos), onde não foi realizado tratamento endodôntico dirigido por instrumentação. Os dados obtidos foram analisados estatisticamente através do teste exato de Fisher. Os resultados concluíram que a pulpotomia e o pulpotec podem ser uma boa alternativa à pulpectomia convencional com ZOE. (42)

6. TÉCNICA E MATERIAIS MODIFICADOS AO LONGO DOS ANOS

Neetika Verma (2022) Os objectivos deste estudo consistiram em avaliar e comparar a taxa de sucesso da aplicação local de material obturador à base de iodofórmio (Pulpotec - [Produits Dentaires S.A., Suíça]) e de pasta antibiótica tripla modificada com clindamicina (ClinM-TAP) na câmara pulpar, através do tratamento endodôntico minimamente invasivo de molares decíduos cariados com indicação para pulpectomia, durante 12 meses, utilizando parâmetros clínicos e radiográficos

Foi efectuado um ensaio clínico aleatório em 60 crianças com idades compreendidas entre os 3 e os 8 anos, que apresentavam molares decíduos cariados com sintomas de pulpite irreversível e envolvimento pulpar clínico, divididas em (LSTR) (30) e Pulpotec (30). No Grupo 1, a esterilização da lesão e a reparação dos tecidos (LSTR) foi efectuada utilizando o Pulpotec (Produits Dentaires S.A., Suíça) como medicamento e no Grupo 2, o ClinM-TAP (pasta antibiótica tripla modificada com clindamicina) foi utilizado como medicamento. O acompanhamento clínico foi efectuado aos 3, 6 e 12 meses; o acompanhamento radiográfico foi efectuado aos 6 e 12 meses. A comparação radiográfica foi efectuada com base na radiolucência da furca, reabsorção radicular e regeneração óssea.

Preparação do TAP

Os agentes quimioterapêuticos a utilizar são - metronidazol (400 mg), ciprofloxacina (200 mg) e clindamicina (300 mg). Foi preparado um pó antibiótico composto por ciprofloxacina 14%, metronidazol 43% e clindamicina 43%. Para preparar uma solução de 1 mg/mL de ClinM-TAP, dissolveu-se 100 mg do pó acima mencionado em 100 ml de água esterilizada. Para obter um gel homogéneo de 1 mg/ml, foram adicionados 8 g de metilcelulose em pó a 100 ml de solução sob agitação magnética durante 2 h.[43] Foi tirada uma radiografia periapical pré-operatória do dente selecionado [Figura a]. A anestesia do dente a ser tratado foi realizada com cloridrato de lidocaína (2%) e adrenalina (1:80.000). Após a aplicação do dique de borracha [Figura b], a abertura do acesso foi efectuada com uma broca redonda n.º 4. 4. A polpa necrótica foi removida cuidadosamente com uma escavadora de colher afiada e a entrada do canal radicular foi localizada com um explorador [Figura c]. O comprimento de trabalho foi estimado por radiografias periapicais intra-orais e fixado a -1 mm do ápice radiográfico (American Academy of Paediatric Dentistry, 2009) [Figura d]. A remoção dos detritos pulpares dos canais radiculares foi efectuada com limas H e irrigação abundante com hipoclorito de sódio a 1%, seguida de irrigação com soro fisiológico. A câmara pulpar e os canais foram secos com bolinhas de algodão e pontas de papel. As paredes da cavidade de acesso foram limpas com EDTA a 15% para melhorar a patência dos túbulos dentinários. O Pulpotec e o ClinM-TAP foram colocados no chão da câmara pulpar e pressionados com uma bola de algodão húmida [Figura e e f]. A cavidade foi preenchida com IRM. A coroa de SS foi colocada após 1 semana se os sinais e sintomas clínicos desaparecessem [Figura g].

Acompanhamento clínico e radiográfico

Os doentes foram seguidos clinicamente aos 3 meses, 6 meses e 12 meses. O seguimento radiográfico foi efectuado aos 6 meses e aos 12 meses. [44]

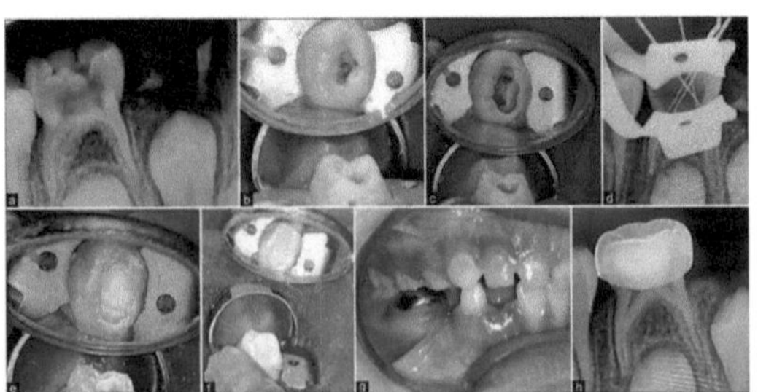

Fig 1: Procedimento da LSTR

Karthika Shankar (2021) Este estudo tem como objetivo comparar a eficácia clínica e radiográfica das concentrações de 1 mg/mL e 1 g/mL de MTAP (ciprofloxacina, metronidazol e clindamicina) utilizadas em LSTR de molares primários.

Sessenta e quatro molares decíduos infectados de crianças entre os 4 e os 10 anos de idade foram distribuídos aleatoriamente por dois grupos. Foi efectuada a esterilização da lesão e a reparação dos tecidos com uma concentração de 1 mg/mL de MTAP e uma concentração de 1 g/mL de MTAP.

Preparação do medicamento

Para a preparação do material, 1 g de cada pó de antibiótico (ciprofloxacina, metronidazol e clindamicina com graduação USP) foi misturado na proporção de 1:1:1, resultando em 3 g de pó de antibiótico composto de reserva (3Mix), que foi armazenado num recipiente hermético por um período não superior a uma semana.6 Foi utilizada uma balança científica de alta precisão para todas as medições e os materiais foram manuseados em condições assépticas durante todo o procedimento. A partir deste pó composto, 1 g foi misturado com 1 mL de propilenoglicol para preparar uma concentração de 1 g/mL. Da mesma forma, foi preparada uma solução de 1 mg/mL dissolvendo 1 mg do pó composto em 1 mL de propilenoglicol, como mencionado acima. A esta concentração corrigida da mistura 3Mix-propilenoglicol, foi adicionado pó de macrogol até a mistura atingir uma consistência viável. Esta mistura de 3Mix-propilenoglicol e macrogol (3MixMP) foi preparada de fresco imediatamente antes do início do procedimento clínico. Qualquer excesso de material desta mistura foi descartado.

Procedimento

A anestesia local adequada (infiltrações para os molares superiores e bloqueio do nervo alveolar inferior para os molares inferiores) foi induzida com lignocaína a 2% e adrenalina 1:80.000. Depois de assegurar uma anestesia adequada, a cárie foi escavada após o isolamento, e foi efectuada uma abertura de acesso utilizando uma broca redonda nº 4 esterilizada com uma peça de mão de alta velocidade. A câmara pulpar foi desferrada com uma broca de acesso de extremidade segura. A cavidade de acesso foi alargada para criar uma cavidade de medicação.[(9)]

A polpa coronal foi amputada com uma escavadora de colher e foi efectuada uma irrigação abundante com soro fisiológico. Os cotos pulpares foram tratados com uma bola de algodão embebida em hipoclorito de sódio a 3% durante 1 minuto para controlar a hemorragia. Um terço da cavidade foi então preenchido com a pasta antibiótica tripla (3MixMP) na concentração indicada e, em seguida, foi feito um selamento coronal com cimento de ionómero de vidro.

No final da revisão de 3 meses, as taxas de sucesso clínico da esterilização de lesões e da reparação de tecidos na concentração de 1 mg/mL de MTAP e na concentração de 1 g/mL de MTAP foram de 84,4 e 90,6%, respetivamente, e a avaliação radiográfica mostrou uma concentração de 1 mg/mL de MTAP - 78,1% e uma concentração de 1 g/mL de MTAP -90,6%. [(45)]

Ramya Rai (2019) Este estudo tem como objetivo avaliar as taxas de sucesso clínico e radiográfico do 3Mix e do Vitapex no tratamento de dentes decíduos necrosados. Setenta dentes de crianças saudáveis, com idades entre os 4 e os 9 anos, com molares decíduos necrosados (não vitais) foram tratados com 3Mix (terapia de reparação de tecidos por esterilização de lesões) e Vitapex antes da restauração com coroas de aço inoxidável. Os participantes foram acompanhados clínica e radiograficamente durante 3 meses e 6 meses, respetivamente. Os resultados foram comparados utilizando o teste exato de Fisher com um nível de significância de $p<0,05$.

Preparação da pasta antibiótica 3Mix

No estudo, foi utilizado um agente quimioterapêutico disponível no mercado, como a ciprofloxacina em comprimidos de 500 mg, o ornidazol em comprimidos de 500 mg e a minociclina em comprimidos de 100 mg. O revestimento entérico destes antibióticos foi removido e foi pulverizado utilizando um almofariz e um pilão de porcelana. Os antibióticos em pó foram armazenados em recipientes herméticos. A quantidade de cada fármaco (1:3:3) (uma parte de ciprofloxacina, três partes de ornidazol e três partes de minociclina) foi misturada. Depois disso, os fármacos misturados foram combinados com propilenoglicol.

Técnica de colocação de 3Mix

Foi administrada uma anestesia local adequada com lidocaína a 2% com adrenalina. O dente foi isolado com um dique de borracha. A cavidade de acesso foi preparada com uma broca redonda, certificando-se de que todos os bordos salientes eram eliminados. O tecido pulpar necrótico radicular coronal e acessível foi removido com uma escavadora de colher afiada esterilizada e com uma broca farpada. Os canais foram irrigados com solução salina normal. Colocou-se uma mistura de 3Mix (ciprofloxacina, ornidazol e minociclina) no fundo da câmara pulpar, cobrindo o orifício do canal radicular, e depois os dentes foram restaurados. (Fig. 1) [46]

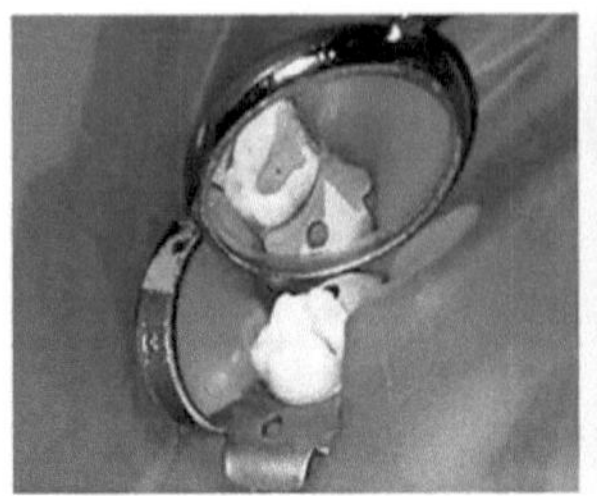
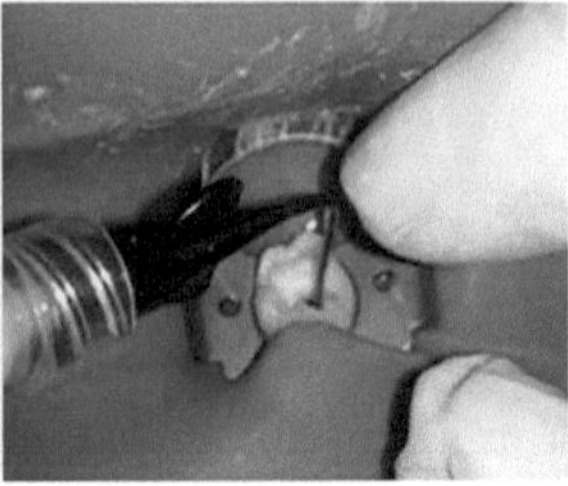

Fig 2: Colocação de pasta de antibiótico triplo (43)

Fig. 3: Obturação efectuada com Vitapex (43)

7. CONCEITOS RECENTES EM LSTR

Karthika Shankar (2021) afirma que **a** "Esterilização de lesões e reparação de tecidos" (LSTR) é uma modalidade de tratamento endodôntico sem instrumentação que ganhou popularidade recentemente com resultados promissores em vários ensaios clínicos. No entanto, existe uma escassez de evidência relativamente à concentração de pasta antibiótica tripla modificada (MTAP) a ser utilizada no procedimento. Para comparar a eficácia clínica e radiográfica das concentrações de 1 mg/mL e 1 g/mL de MTAP (ciprofloxacina, metronidazol e clindamicina) utilizadas na LSTR de molares decíduos. Sessenta e quatro molares decíduos infectados de crianças entre os 4 e os 10 anos de idade foram distribuídos aleatoriamente por dois grupos. Foi efectuada a esterilização da lesão e a reparação dos tecidos com uma concentração de 1 mg/mL de MTAP (grupo I) e uma concentração de 1 g/mL de MTAP (grupo II). Os resultados clínicos e radiográficos foram avaliados utilizando os critérios de Coll e Sadrian aos 10 dias, 1 mês e 3 meses e os resultados foram tabulados. No final da revisão de 3 meses, as taxas de sucesso clínico na concentração de 1 mg/mL de MTAP e na concentração de 1 g/mL de MTAP foram de 84,4 e 90,6%, respetivamente, e a avaliação radiográfica mostrou 78,1% e 90,6%. Ambas as concentrações de 1 mg/mL e 1 g/mL de MTAP usadas na LSTR de molares primários tiveram taxas de sucesso semelhantes, sem diferença estatisticamente significativa. A esterilização da lesão e a reparação dos tecidos, quando consideradas igualmente eficazes em menor concentração, podem ajudar a obter um controlo adequado da infeção com o menor efeito prejudicial na polpa vital remanescente e nas estruturas perirradiculares. Além disso, evita-se a administração sistémica de antibióticos potentes, combatendo assim a resistência aos antibióticos. [47]

O IRAM SEFA (2024) explicou como estabelecer a terapia de esterilização de lesões e reparação de tecidos (LSTR) como uma opção de tratamento alternativo no tratamento de molares decíduos infectados com mau prognóstico que estavam indicados para extração, cumprindo assim o objetivo de reter o dente decíduo até à sua esfoliação normal na arcada dentária. 84 crianças que cumpriam os critérios de inclusão e que necessitavam de extração em 142 dentes envolvendo molares decíduos foram incluídas no estudo. Os pacientes selecionados foram distribuídos por dois grupos, ou seja, grupo I - terapia LSTR com pasta 3Mix-MP e grupo II - pulpectomia com metapex. Todos os dentes tratados foram então avaliados clínica e radiograficamente após 1, 3, 6, 9 e 12 meses, respetivamente, para determinar o sucesso entre os grupos I e II. O teste do Qui-quadrado de Pearson, juntamente com o teste z, foi utilizado para comparar o sucesso clínico e radiográfico dos dois grupos ($p < 0{,}05$). Tanto a terapia LSTR com 3Mix-MP quanto a pulpectomia com metapex apresentaram taxas de sucesso clínico de 100%. Radiograficamente, não foram observadas alterações mesmo no período de acompanhamento de 12 meses em ambos os grupos. A terapia com LSTR pode ser uma opção de tratamento alternativa para dentes decíduos envolvidos na polpa com mau prognóstico e em casos em que a instrumentação mecânica não pode ser alcançada devido à reabsorção radicular fisiológica. [(48)]

James A. Coll (2020): O objetivo desta revisão sistemática e meta-análise foi avaliar as taxas de sucesso do tratamento não vital em dentes decíduos para cárie/trauma. O resultado primário foi o sucesso global (clínico e radiográfico) para pulpectomia e reparação de tecido de esterilização de lesões (LSTR). Comparando dentes com e sem reabsorção radicular, o sucesso da pulpectomia foi melhor ($P<0{,}001$) em dentes sem reabsorção radicular pré-operatória. O sucesso das pulpectomias efectuadas com óxido de zinco eugenol [ZOE] e com Endoflas (ZOE mais iodofórmio mais hidróxido de cálcio) não diferiu do observado com Vitapex ou Metapex (iodofórmio mais hidróxido de cálcio; $P\geq0{,}50$) após 18 meses; no entanto, as taxas de sucesso do Endoflas e do ZOE mantiveram-se próximas dos 90% contra 71% ou menos para o iodofórmio. As classificações da análise de rede mostraram que o Endoflas e o ZOE tiveram um melhor desempenho do que o iodofórmio isolado. Além disso, a LSTR teve um desempenho melhor (P<0,001) do que as pulpectomias em dentes com reabsorção radicular pré-operatória, mas os resultados da pulpectomia foram superiores (P=0,09) se as raízes estivessem intactas. A instrumentação rotativa dos canais radiculares foi significativamente mais rápida (P<0,001) do que a instrumentação manual. As taxas de sucesso não foram afectadas pelo método de obturação ou determinação do comprimento da raiz, tipo de dente, número de visitas, irrigantes, remoção da camada de esfregaço, ou tempo/tipo de restauração final. [(49)]

Mariana Porciuncula de Almeida (2020) Este estudo teve como objetivo avaliar a eficácia antibacteriana e o potencial de descoloração de pastas antibióticas contendo macrogol. Setenta dentes unirradiculares foram contaminados com uma cultura de Enterococcus faecalis por 30 dias. Foram aplicadas pastas antibióticas duplas (DAP) e triplas (TAP) contendo propilenoglicol ou macrogol como veículos. Após 15 dias, a viabilidade bacteriana foi comparada. A alteração da cor coronal dos dentes foi medida por um espetrofotómetro. A análise estatística foi realizada usando ANOVA e teste de Tukey (P < 0,05). O TAP contendo clindamicina e propilenoglicol foi o único medicamento que levou à presença de contaminação, enquanto a mesma combinação de antibióticos contendo macrogol não resultou em crescimento bacteriano (P < 0,05). Apenas as pastas contendo minociclina na formulação resultaram em descoloração coronária (P < 0,05). Ambos os DAPs avaliados e o TAP contendo clindamicina e macrogol mostraram ser as opções preferíveis para a terapia endodôntica regenerativa, pois foram eficazes contra o biofilme de E. faecalis e não promoveram a descoloração do dente. [(50)]

Amol Kumar Lokade (2019) afirma que a endodontia pediátrica faz parte da prática dentária pediátrica. Os dentes com canais radiculares infectados, particularmente aqueles em que a infeção se espalhou em torno do forame apical e da área de furca, é um problema comum na dentição primária para tais condições, a pulpectomia é o procedimento. O procedimento de pulpectomia revela-se longo e complicado e tem-se mantido controverso por várias razões. A esterilização de lesões e a terapia de reparação de tecidos (LSTR) são uma abordagem biológica relativamente nova para lesões cariosas com ou sem envolvimento pulpar e periapical, utilizando uma mistura de antibióticos.

O objetivo deste estudo foi avaliar o sucesso clínico e radiográfico de três técnicas diferentes de LSTR como opções de tratamento em molares primários que necessitavam de pulpectomia: Sessenta e três molares primários de cinquenta crianças com idades compreendidas entre os 4 e os 8 anos com molares primários que necessitavam de pulpectomia foram tratados com pasta antibiótica 3Mix-MP modificada sem remoção da polpa radicular acessível, 3Mix-MP modificada com remoção da polpa radicular acessível e pasta de cloranfenicol, tetraciclina e óxido de zinco eugenol (CTZ). Os indivíduos foram acompanhados clinicamente ao fim de um, seis e doze meses e radiograficamente ao fim de seis e doze meses, respetivamente. Os resultados mostraram que as taxas de sucesso clínico da pasta antibiótica 3Mix-MP modificada sem remoção da polpa radicular acessível, da pasta 3Mix-MP modificada com remoção da polpa radicular acessível e da pasta de cloranfenicol, tetraciclina e óxido de zinco eugenol (CTZ) foram de 90%, 90,5% e 81,8%, respetivamente, e as taxas de sucesso radiográfico foram de 75%, 76,2% e 63,6%, respetivamente, após doze meses de observação. Com base nas taxas de sucesso globais das três técnicas de LSTR, pode inferir-se a seguinte ordem de desempenho: sucesso clínico e sucesso radiográfico: - 3Mix-MP sem remoção da polpa radicular = 3Mix-MP com remoção da polpa radicular > pasta de CTZ.(49)

Divya Doneria (2017) O objetivo deste estudo foi avaliar o sucesso clínico e radiográfico do óleo ozonizado com óxido de zinco (ZnO), da pasta antibiótica

3Mix modificada e do vitapex no tratamento de molares primários que necessitavam de pulpectomia. Sessenta e quatro molares primários de quarenta e três crianças saudáveis, com idades compreendidas entre os 4 e os 8 anos, com molares primários que necessitavam de procedimento de canal radicular, foram tratados com óleo zonado de ZnO, pasta antibiótica 3Mix-MP modificada e vitapex. O acompanhamento clínico foi efectuado ao fim de 1, 6, 12 e 18 meses, enquanto o acompanhamento radiográfico foi efectuado ao fim de 6, 12 e 18 meses, respetivamente. Os resultados mostraram que as taxas de sucesso clínico do óleo zonado de ZnO, da pasta 3Mix-MP modificada e do vitapex foram de 95,5%, 89,5% e 100%, respetivamente, e as taxas de sucesso radiográfico foram de 94,4%, 80,95% e 100%, respetivamente, após um período de observação de 18 meses. As taxas de sucesso global do óleo zonado de ZnO, do vitapex e da pasta antibiótica 3Mix modificada foram comparáveis. [52]

8. PAPEL DA LSTR NO TRATAMENTO DE DENTES DECÍDUOS COM REABSORÇÃO PATOLÓGICA

Bhaswati Chakraborty (2018) O tratamento de esterilização de lesões e reparação de tecidos (LSTR) envolve a utilização de uma mistura tripla de antibióticos num veículo adequado, que é utilizada para desinfetar os sistemas de canais radiculares. Este relatório destaca três casos em que a terapia LSTR utilizando pasta antibiótica tripla foi tentada em molares primários que exibiam patose perirradicular grosseira e reabsorção interna. Os exames de acompanhamento revelaram a redução da patose perirradicular e a reversão da reabsorção interna nos três casos. Esta série de casos abre uma perspetiva sobre a utilização da terapia LSTR como uma opção alternativa à extração no tratamento de dentes decíduos com patose perirradicular grosseira e reabsorção interna.

Foram utilizados ciprofloxacina (200 mg), metronidazol (400 mg) e minociclina (100 mg) disponíveis no mercado. A preparação foi feita de forma semelhante ao procedimento mencionado por Takushige et al.[(9)] O revestimento entérico foi removido e os fármacos foram pulverizados e mantidos separadamente em recipientes herméticos. Os fármacos em pó foram misturados na proporção de 1:3:3. A mistura de fármacos foi então misturada com propilenoglicol ou selante de canal, produzindo uma consistência semelhante a uma pasta.

Foi efectuado um exame clínico e radiográfico nos três doentes. Chegou-se a um diagnóstico clínico. Os dentes foram anestesiados e foi efectuada uma abertura de acesso. A polpa radicular coronal e acessível foi extirpada. Os orifícios do canal foram alargados com uma broca redonda para criar receptáculos de medicação. A câmara pulpar foi irrigada com soro fisiológico e solução de hipoclorito de sódio a 1%. Os receptáculos de medicação e o assoalho pulpar foram cobertos com pasta antibiótica tripla. A cavidade de acesso foi então restaurada com cimento de ionómero de vidro modificado por resina. Os resultados da terapia LSTR demonstraram que esta pode ser selecionada como uma excelente alternativa às extracções e pulpectomias para dentes decíduos não vitais. (53)

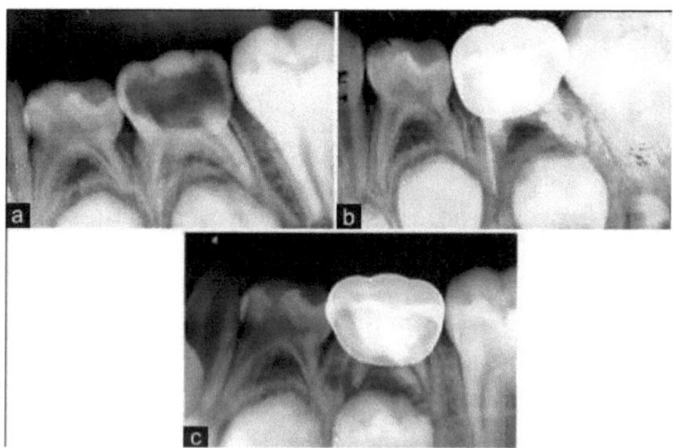

FIGURA 4: Radiografia periapical pré-operatória de 75. (b) Radiografia periapical pós-operatória de 75 n a consulta de acompanhamento de 1 mês. (c) Radiografia periapical pós-operatória de 75 na consulta de acompanhamento de 6 meses, mostrando reversão da reabsorção interna, ausência de qualquer radiolucência furcal e presença de reabsorção radicular fisiológica normal (53)

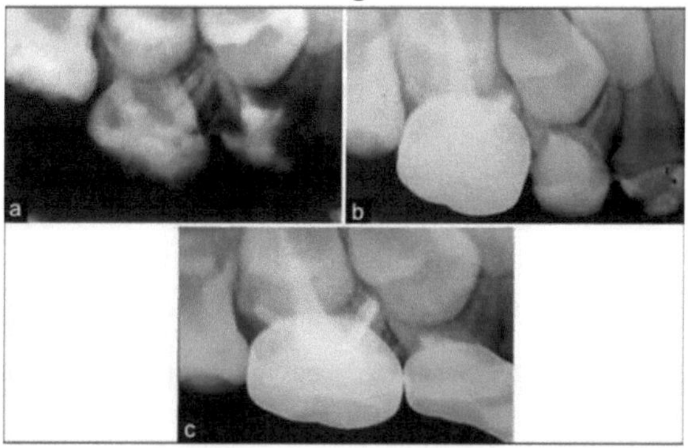

FIGURA 5: (a) Radiografia periapical pré-operatória de 54 e 55. (b) Radiografia periapical pós-operatória de 54 e 55 na consulta de acompanhamento de 3 meses. (c) Radiografia periapical pós-operatória de 54 e 55 na consulta de acompanhamento de 6 meses mostrando ausência de qualquer radiolucência furcal e reversão da reabsorção interna (53)

Navneet Grewal (2018) A pulpectomia completa e a eliminação de uma vasta gama de microrganismos dos canais radiculares primários infectados não são possíveis através de procedimentos endodônticos convencionais. Assim, a terapia de esterilização de lesões e reparação de tecidos (LSTR) empregando pasta tri-antibiótica 3Mix tem sido usada como uma modalidade endodôntica alternativa para dentes decíduos infectados. Este estudo tem como objetivo avaliar a taxa de reabsorção radicular de molares decíduos inferiores tratados endodonticamente com tratamento endodôntico convencional ou terapia LSTR e compará-la com os dentes contralaterais saudáveis: Cinquenta primeiros e segundos molares inferiores decíduos cariados de 25 crianças saudáveis com idades compreendidas entre os 7 e os 10 anos foram tratados com dois procedimentos endodônticos diferentes, utilizando a terapia LSTR e o tratamento endodôntico convencional. A taxa de reabsorção destes dentes com os dentes contralaterais saudáveis foi comparada clínica e radiograficamente aos 3, 6, 12 e 36 meses, utilizando o teste do Qui-quadrado. Aos 12 meses, clinicamente, não houve diferença nos resultados de ambos os grupos, mas radiograficamente, foi observada uma diferença estatisticamente significativa ($P < 0,001$) na reabsorção radicular entre os dentes tratados e os seus controlos em ambos os grupos. Aos 36 meses, foi observada reabsorção óssea interradicular em torno da coroa dos dentes sucessivos e atraso na erupção no grupo LSTR. A terapia LSTR pode ser uma modalidade de tratamento viável para molares primários infectados/não vitais com mau prognóstico e destinados a serem mantidos por um período mais curto na cavidade oral como mantenedores de espaço naturais. [(54)]

NA Aminabadi (2016) O objetivo deste estudo foi avaliar o sucesso da reparação de defeitos ósseos, causados por perfurações pré-tratamento, com uma mistura de três antibióticos combinados com sinvastatina (3Mixtatin) em comparação com o MTA em molares decíduos sem esperança.

Neste ensaio clínico aleatório, 80 dentes de 65 crianças saudáveis, com idades compreendidas entre os 3 e os 6 anos, com reabsorção radicular interradicular ou periapical e/ou perfuração em molares primários, foram tratados com 3Mixtatin ou MTA antes da pulpectomia convencional e restauração. Os indivíduos foram acompanhados clínica e radiograficamente durante 4, 6, 12 e 24 meses após o tratamento pulpar para avaliar e comparar o processo de cicatrização. Os dados foram comparados utilizando o teste do qui-quadrado com um nível de significância de 0,05. Ao final de 24 meses, no grupo da 3Mixtatina, 31 (96,8%) dentes não apresentavam sinais clínicos ou sintomas, com parada do progresso da reabsorção nas radiografias. No grupo MTA, sinais e sintomas clínicos, incluindo dor, mobilidade e trato sinusal, foram observados em 18 (48,6%) dentes, com cessação da radiolucência radicular/interradicular em 7 (18,9%) dentes sem reparação óssea. A cicatrização radiográfica e clínica ocorreu com mais sucesso após o tratamento com 3Mixtatin em comparação com o tratamento com MTA, o que pode levar a uma mudança de paradigma no tratamento pulpar de dentes decíduos no futuro. (55)

9. SELO CORONAL E LSTR

Selva Balaji (2018): Este estudo avalia que uma das várias razões para o insucesso do canal radicular em endodontia é a fuga de um medicamento intracanal devido a um selamento coronal incorreto.

Assim, para avaliar a fuga coronal de dois medicamentos intracanais selados com dois materiais de obturação temporários diferentes. Foi efectuado um estudo in-vitro em 55 dentes, divididos em três grupos com dois medicamentos para o canal radicular, nomeadamente hidróxido de cálcio + solução de clorexidina a 0,2%, pasta antibiótica tripla e um grupo de controlo. Estes três grupos foram restaurados temporariamente com MD Temp e IRM, e estas amostras foram verificadas quanto à fuga coronal após 30 dias. O hidróxido de cálcio (60 mg) misturado com 100 ml de solução de clorexidina a 0,2% foi colocado no canal com uma espiral lentulo de tamanho 35 (56)

Os medicamentos pré-pesados ciprofloxacina, metronidazol e minociclina (250 mg cada) foram misturados com água estéril para fazer uma pasta antibiótica tripla. A medicação foi introduzida no canal utilizando uma agulha de calibre 20 que foi colocada 2 mm antes do WL ao nível da (CEJ) por abordagem de preenchimento. (57)

Os dentes foram selados com uma pequena pelota de algodão e dois materiais de preenchimento temporário diferentes. O grupo das pastas antibióticas triplas com IRM permaneceu durante um maior número de dias sem fugas, com uma média de 24,5 dias, seguido do grupo das pastas antibióticas triplas com MD Temp. A menor fuga coronal foi observada no grupo MD Temp sem medicamento intracanal, com uma média de oito dias e meio, seguido do grupo IRM sem medicamento intracanal. Ao comparar os dois materiais de preenchimento temporário sem qualquer medicamento, não se registaram diferenças significativas entre eles. Quando comparados no grupo MD Temp, a menor microinfiltração foi observada com a pasta antibiótica tripla com MD

Temp. No grupo IRM, a menor microinfiltração foi observada com a pasta antibiótica tripla com IRM. A pasta antibiótica tripla foi considerada o medicamento intracanal mais promissor com um selamento adequado. **(58)**

Renato Lenzi (2022) Este relato de caso descreve o resultado do tratamento e posterior retratamento de um incisivo central superior direito permanente imaturo com polpa necrótica e abcesso apical crónico utilizando terapia endodôntica regenerativa (RET). O paciente tinha uma história de lesão traumática. O exame radiográfico periapical inicial e a tomografia computadorizada de feixe cônico (CBCT) revelaram que o dente 8 apresentava formação radicular incompleta, paredes dentinárias finas e necrose pulpar associada a uma grande lesão de periodontite apical. O RET foi realizado em duas visitas e incluiu um protocolo de desinfeção com irrigação de NaOCl a 5,25% e medicação com uma pasta dupla de antibióticos (metronidazol e ciprofloxacina). Na segunda consulta, foi induzido um coágulo sanguíneo e o terço cervical foi selado com um tampão de agregado de trióxido mineral e a porção coronal com compósito fotopolimerizável. O dente estava assintomático nos acompanhamentos de 12, 24 e 36 meses, e as radiografias mostravam desenvolvimento radicular contínuo com tecidos perirradiculares cicatrizados. No entanto, o acompanhamento radiográfico de 4 anos revelou uma lesão de periodontite apical recorrente. Uma segunda tentativa de RET foi realizada numa consulta, utilizando irrigação com NaOCl a 1% e estimulação de um coágulo sanguíneo. Foi colocado um selamento duplo com cimento à base de silicato e compósito. No acompanhamento de 24 meses, o dente permanecia assintomático, e os exames radiográficos e de TCFC mostraram fechamento apical e reparação completa dos tecidos perirradiculares. Quando um dente desenvolve periodontite apical recorrente, uma segunda tentativa de RET é uma opção viável para controlar a infeção, ajudando a promover a retenção do dente associada a condições perirradiculares saudáveis. (59)

Tugce Yuca Ozturk (2019) Para evitar a reinfeção do espaço do canal pulpar e o curativo para fins regenerativos, o selamento coronal deve ter uma adaptação marginal perfeita. O agregado de trióxido mineral (MTA) e o Biodentine estão entre os materiais de selamento mais populares. Estes são normalmente utilizados em combinação com medicamentos antibióticos, para assegurar a desinfeção. O objetivo do presente estudo foi avaliar o efeito de 3 medicamentos diferentes na adaptação marginal do MTA e do Biodentine à dentina. Os dentes foram divididos em 4 grupos (n Z 20) que foram tratados com os seguintes medicamentos: pasta antibiótica tripla (TAP), pasta antibiótica dupla (DAP), hidróxido de cálcio (CH) e um grupo de controlo. Os espécimes foram depois divididos em dois subgrupos (n Z 10), que receberam uma barreira coronal de MTA ou Biodentine. As amostras foram digitalizadas utilizando um scanner de micro-CT ex vivo. Os dados foram analisados estatisticamente utilizando ANOVA de uma via e o teste t de Student não pareado ($P < 0,05$). O volume percentual de vazios externos no grupo do MTA foi o seguinte: DAP > TAP > Controlo > CH. No grupo do Biodentine, a percentagem de vazios foi determinada pela seguinte ordem: TAP DAP > CH > Controlo. Observou-se uma percentagem significativamente mais baixa de espaços vazios nos espécimes medicados com CH no grupo do MTA, quando comparados com todos os grupos de teste (P Z 0,04). A aplicação de CH como medicamento intracanal reduziu a ocorrência de espaços vazios entre o ProRoot MTA e a dentina radicular. No entanto, o TAP e/ou o DAP diminuíram a adaptação marginal tanto no ProRoot MTA como no Biodentine. [(60)]

10. DISCUSSÃO

Um estudo realizado por Takushige et al. no qual efectuou LSTR em cerca de 87 casos clínicos, dos quais 70 casos, o que representa até 70% dos casos, mostraram um resultado bem sucedido com uma redução dos sintomas, e as radiografias pós-tratamento mostraram uma redução da radiolucência periapical e do envolvimento da furca. [(9)] Prabhakar et al. realizaram um estudo defendendo que o tratamento com LSTR proporciona um melhor prognóstico num dente primário, eliminando as bactérias, reduzindo a infeção e promovendo a regeneração. [(61)]

Num estudo realizado por Seema Qamar em 2023, os resultados indicaram que uma mistura de TAP e solução de gluconato de CHX a 2% foi excelente contra E. faecalis quando comparada com uma mistura de Ca (OH)2 e solução salina normal, uma mistura de Ca(OH)2 e solução de gluconato de CHX a 2% e uma mistura de TAP e solução salina normal na eliminação de E. faecalis em canais endodônticos de molares primários. [(62)]

Outro estudo realizado pelo Dr. Ibrahim Khalil em 2012 apresentou os dados da zona de inibição de E. faecalis. O diâmetro da zona de inibição no grupo do mertonidazol (metro) não mostrou qualquer inibição. No entanto, a minociclina (mino), a ciprofloxacina (cipro), a terapia LSTR- 3mix MP e o controlo Ca (OH)2 em solução salina normal mostraram que a média da zona de inibição era de 24,83 mm, 28,78 mm, 50,17 mm e 5,72 mm, respetivamente. Uma vez que a média de LSTR 3mix foi a maior entre todas as zonas de inibição, significa que proporcionou o melhor resultado.(23) De acordo com o Dr. Ibrahim Khalil em 2016, a mistura antibacteriana (uma combinação de Ciprofloxacina, Metronidazol e Minociclina misturada com Propilenoglicol e Macrogol) pode ser eficaz na esterilização do canal radicular e no caso de insucesso do RCT, eliminando E. faecalis. [(24)]

Um estudo realizado por Aminabadi et al. em 2016 utilizou 3Mixtatin para tratar reabsorções radiculares interradiculares ou periapicais e/ou perfurações em molares primários e registou uma elevada taxa de sucesso clínico e radiológico de 96,9% no final de 12 meses(53) . Comparando estes resultados, Seema Thakur, em 2021, efectuou um estudo em que o grupo da 3Mixtatin apresentou uma taxa de sucesso inferior, tanto aos 6 como aos 12 meses. Esta variação nos resultados pode ser atribuída à diferença na combinação e na dosagem dos medicamentos utilizados. (32) Ao comparar a pasta 3Mix-MP modificada com estudos no estudo efectuado por Seema thakur em 2021, verificou-se um sucesso clínico de 82,6% e 73,9% a intervalos de 6 e 12 meses, enquanto o sucesso radiográfico foi de 74% e 61%, respetivamente. Um estudo de Raslan et al.[63] (80,96%) mostrou uma taxa de sucesso clínico semelhante, enquanto os estudos de Prabhakar et al. [59]

(97,7%), Doneria et al.[64] (95,5%) e Pinky et al.[65] (90%) apresentaram maior taxa de sucesso. Na avaliação radiográfica, o nosso estudo mostrou resultados comparáveis com os estudos efectuados por Nakornchai et al.[66] (76%) e Lokade et al· [67] (76,2%) em intervalos semelhantes, enquanto foi inferior em comparação com Pinky et al.[63] (90,0%), Raslan et al.,[61] (94,44%) e Prabhakar et al.[59] (83,3%).

A pesquisa da literatura dentária mostrou relatórios publicados por Moura et al. em (2016 e 2018)[68,69] em que a pasta CTZ foi usada como agente LSTR em molares primários. No estudo realizado por Amol Kumar Lokade em 2019, a pasta de cloranfenicol, tetraciclina e óxido de zinco eugenol (CTZ) é usada e nenhuma falha clínica foi observada em um mês de acompanhamento, enquanto que aos 6 meses de acompanhamento clínico e radiológico houve 90,9% de sucesso. No seguimento clínico e radiológico de doze meses, observou-se um sucesso de 81,8% e 63,6%, respetivamente. A taxa de sucesso da CTZ aos doze meses no nosso estudo foi menor do que a de Deus Moura Lde et al.[66] (100%

clínica e 93% radiográfica). Assim, de acordo com as conclusões da investigação de Seema thakur, houve uma mudança de paradigma no tratamento pupal dos dentes decíduos, uma vez que a 3Mixtatin se revelou significativamente mais bem-sucedida quando comparada com a pasta Modified 3 mix-MP e com a terapia convencional dos canais radiculares. Pelo contrário, Trairatvorakul e Detsomboonrat em 2012[(1)] sugeriram que a 3Mix-MP LSTR não pode substituir o material obturador tradicional utilizado na pulpectomia como modalidade de tratamento a longo prazo em dentes decíduos. Embora o tratamento tenha mostrado um bom sucesso clínico, teve uma baixa taxa de sucesso radiográfico num seguimento de 2 anos. Apenas alguns estudos foram realizados para comparar o sucesso da terapia LSTR, clínica e radiograficamente, com os procedimentos convencionais de pulpectomia. A revisão sistemática realizada por coll em 2020 mostrou que, quando os dentes apresentavam reabsorção radicular interna/externa pré-operatória, a LSTR teve uma taxa de sucesso de 76% após 12 meses, em comparação com uma taxa de sucesso de apenas 47% quando foi efectuada uma pulpectomia tradicional. Por outro lado, quando a LSTR foi utilizada para tratar dentes sem reabsorção radicular interna ou externa pré-operatória, a LSTR teve uma taxa de sucesso de apenas 65% após 12 meses, em comparação com 92% de sucesso dos procedimentos de pulpectomia tradicionais. [{70)]

Isto foi apoiado pela pesquisa feita por Deveaux et al. (1999) [(71)] e Aledrissy et al. (2011), que descobriram que a inconsistência no processo de mistura e a falta de homogeneidade resultante reduzem a sua salabilidade e explicam o aumento da fuga. No estudo efectuado por Selva Balaji, as pastas antibióticas triplas com MD Temp e IRM apresentaram a menor microinfiltração quando comparadas com Ca (OH)2 + 0,2% CHX. O que foi semelhante a Sato et al. (1996)19 que acedeu ao potencial do TAP para destruir bactérias na parte mais profunda da dentina do canal radicular e, em 24 horas após a aplicação do TAP, não foram encontradas bactérias na dentina infetada nos canais radiculares da maioria dos dentes. De acordo com Thu et al. em (2013)23 MD Temp mostrou menos microinfiltração quando comparado com caviton e óxido de zinco eugenol. Nenhum dos estudos relatou a ocorrência de fugas coronais quando se utilizou o TAP como medicamento intracanal; por conseguinte, o TAP foi utilizado como outro medicamento para o canal radicular.

11. CONCLUSÃO

O futuro da terapia com LSTR em odontopediatria parece ser otimista. Em crianças pequenas que não cooperam, a extração pode ser evitada e pode optar-se pela terapia com LSTR, tornando o tratamento dentário não traumático. A este respeito, justifica-se uma investigação futura que envolva um acompanhamento a longo prazo. Mas, certamente, a LSTR tem a credencial para ser uma terapia promissora no tratamento de molares primários que exibem patose perirradicular grosseira e reabsorção interna. Pode ser uma alternativa melhor ao tratamento endodôntico convencional nos dentes decíduos.

12. REFERÊNCIAS

1. Trairatvorakul C, Detsomboonrat P. Taxas de sucesso de uma mistura de antibióticos ciprofloxacina, metronidazol e minociclina utilizada no tratamento endodôntico não instrumental de molares primários inferiores com envolvimento pulpar cariado. International journal of paediatric dentistry. 2012 maio;22(3):217-27.

2. Takushige T, Cruz EV, Asgor Moral A, Hoshino E. Tratamento endodôntico de dentes decíduos utilizando uma combinação de fármacos antibacterianos. International endodontic journal. 2004 Feb;37(2):132-8.

3. Buss HJ. Classification and identification of Bacteria: current approaches to an old problem. Panorâmica dos métodos utilizados na sistemática bacteriana. J. Biotechnol. 1996;47:337-43.

4. Reynolds K, Johnson JD, Cohenca N. Revascularização da polpa de bicúspides bilaterais necróticos usando uma nova técnica modificada para eliminar a potencial descoloração coronal: um relato de caso. Revista Internacional de Endodontia. 2009 Jan;42(1):84- 92.

5. Anila B, Murali H, Cheranjeevi J, Kapil RS. Esterilização de lesões e reparação de tecidos (LSTR): Uma revisão. Jornal de Odontologia Científica. 2020 Ago 13;4(2):49-55.

6. Burrus D, Barbeau L, Hodgson B. Tratamento de molares decíduos com abcesso utilizando a esterilização da lesão e a reparação de tecidos: revisão da literatura e relato de três casos. Odontopediatria. 2014 Jun 15;36(3):240-4.

7. Ando N, Hoshino E. Predominam os anaeróbios obrigatórios que invadem as camadas profundas da dentina do canal radicular. International Endodontic Journal. 1990 Jan;23(1):20-7.

8. Haapasalo M, Ørstavik D. Infeção in vitro e dos túbulos dentinários. Jornal de investigação dentária. 1987 Aug;66(8):1375-9.

9. Safavi KE, Spngberg LS, Langeland K. Desinfeção dos túbulos dentinários do

canal radicular. Journal of endodontics. 1990 maio 1;16(5):207-10.
10. Vijayaraghavan R, Mathian VM, Sundaram AM, Karunakaran R, Vinodh S. Pasta antibiótica tripla na terapia de canais radiculares. Jornal de Farmácia e Ciências Bioalimentares. 2012 Ago 1;4(Suppl 2):S230-3.
11. Achanta A, Reche A, Dakhale R, Bharate RR. Uma Revisão Abrangente da Esterilização de Lesões e Reparação de Tecidos: Uma Alternativa para Pulpectomia em Dentes Decíduos. Cureus. 2023 Nov;15(11).
12. Windley III W, Teixeira F, Levin L, Sigurdsson A, Trope M. Desinfeção de dentes imaturos com uma pasta tripla de antibióticos. Journal of endodontics. 2005 Jun 1;31(6):439-43.
13. Nalawade TM, Parikh D, Mallikarjuna RM. Técnica de esterilização de lesões e reparação de tecidos (LSTR) e sua aplicação clínica em dentes decíduos e permanentes: uma revisão. Ann Essence Dent. 2019;11(1):1-6.
14. Sain S, Reshmi J, Anandaraj S, George S, Issac JS, John SA. Esterilização de lesões e reparação de tecidos - conceitos e práticas actuais. Revista internacional de odontologia clínica pediátrica. 2018 Sep;11(5):446.
15. Fouad AF. O desafio microbiano para a regeneração da polpa. Avanços na investigação dentária. 2011 Jul;23(3):285-9.
16. Gomes-Filho JE, Duarte PC, de Oliveira CB, Watanabe S, Lodi CS, Cintra LT, Bernabé PF. Reação tecidual a uma pasta triantibiótica utilizada para auto-regeneração tecidual endodôntica de dentes permanentes imaturos não vitais. Journal of endodontics. 2012 Jan 1;38(1):91-4.
17. Grossman LI. Tratamento poli-antibiótico de dentes sem polpa. The Journal of the American Dental Association. 1951 Sep 1;43(3):265-78.
18. Portenier I, Haapasalo H, Rye A, Waltimo T, Ørstavik D, Haapasalo M. Inativação de medicamentos para os canais radiculares pela dentina, hidroxilapatite e albumina de soro bovino. Revista internacional de endodontia. 2001 Apr;34(3):184-8.
19. MÖLLER ÅJ, Fabricius L, Dahlen G, ÖHMAN AE, Heyden GU. Influência

nos tecidos periapicais de bactérias orais indígenas e tecido pulpar necrótico em macacos. Jornal Europeu de Ciências Orais. 1981 Dec;89(6):475-84.

20. FABRICIOUS L, Dahlen G, ÖHMAN AE, MÖLLER AJ. Bactérias orais autóctones predominantes isoladas de canais radiculares infectados após diferentes tempos de encerramento. Revista europeia de ciências orais. 1982 Abr;90(2):134-44.

21. HOSHINO E, Kurihara-Ando N, Sato I, Uematsu H, Sato M, Kota K, Iwaku M. Suscetibilidade antibacteriana in vitro de bactérias retiradas de dentina radicular infetada a uma mistura de ciprofloxacina, metronidazol e minociclina. International endodontic journal. 1996 Mar;29(2):125-30.

22. Black A, Redmond AO, Steen HJ, Oborska IT. Tolerância e segurança da ciprofloxacina em doentes pediátricos. Journal of antimicrobial chemotherapy. 1990 Jan 1;26(suppl_F):25-9.

23. Abbott PV, Hume WR, Pearman JW. Antibióticos e endodontia. Jornal dentário australiano. 1990 Feb;35(1):50-60.

24. BERGENHOLTZ G. MICRORGANISMO DA POLPA NECRÓTICA DE DENTES TRAUMATIZADOS.

25. Khalil I, Islam KM, Hossain MZ, Shah AK, Badruddoza A, Moral MA. A terapia de esterilização de lesões e reparação de tecidos (lstr)-3mix mp mostrou uma eficácia fiável contra a bactéria endodôntica mais resistente enterococcus faecalis. Jornal da Faculdade de Medicina Dentária da cidade. 2012 Oct 21;9(2):1-4.

26. Khalil I, Begum SA, Islam MA, Islam MM, Kawsar MA. Técnica 3mix para o tratamento de falhas do canal radicular. Atualização do Jornal da Faculdade de Medicina Dentária. 2016;6(2):27-30.

27. Shapiro LE, Knowles SR, Shear NH. Comparative safety of tetracycline, minocycline, and doxycycline (Segurança comparativa da tetraciclina, minociclina e doxiciclina). Arquivos de dermatologia. 1997 Oct 1;133(10):1224-30.

28. Castro M, Lima M, Lima C, Moura M, Moura J, Moura L. Esterilização da lesão e reparação tecidular com cloranfenicol, tetraciclina, pasta de óxido de zinco/eugenol versus pulpectomia convencional: Um estudo randomizado e controlado de 36 meses. International Journal of Paediatric Dentistry. 2023 Jul;33(4):335-45.

29. Bansal R, Jain A. Overview on the current antibiotic containing agents used in endodontics. Revista norte-americana de ciências médicas. 2014 Ago;6(8):351.

30. Kaufman AY, Solomonov M, Galieva D, Abbott PV. Reação alérgica ao componente tetraciclina da pasta Ledermix: relato de um caso. International Endodontic Journal. 2014 Nov;47(11):1090-7.

31. Kim D, Kim E. Efeito antimicrobiano do hidróxido de cálcio como medicamento intracanal no tratamento de canais radiculares: uma revisão da literatura - Parte II. estudos in vivo. Restorative dentistry & endodontics. 2015 May 1;40(2):97-103.

32. Thakur S, Deep A, Singhal P, Chauhan D. Um ensaio de controlo aleatório que compara a eficácia da pasta 3Mixtatin e da pasta 3Mix-MP modificada utilizando a técnica de esterilização de lesões e reparação de tecidos com o tratamento convencional de canais radiculares em molares primários de crianças com idades compreendidas entre os 4 e os 8 anos: An: in vivo: study. Dental Research Journal. 2021 Jan 1;18(1):93.

33. Sato T, Hoshino E, Uematsu H, Noda T. Suscetibilidade antimicrobiana in vitro a combinações de fármacos de bactérias de lesões cariosas e endodônticas de dentes decíduos humanos. Oral microbiology and immunology. 1993 Jun;8(3):172-6.

34. Banchs F, Trope M. Revascularização de dentes permanentes imaturos com periodontite apical: novo protocolo de tratamento? Jornal de endodontia. 2004 Abr 1;30(4):196-200.

35. Raju SM, Yadav SS. Revascularização de pré-molar mandibular imaturo

com necrose pulpar - um relato de caso. Jornal de investigação clínica e de diagnóstico: JCDR. 2014 Sep;8(9):ZD29.
36. Bose R, Nummikoski P, Hargreaves K. Uma avaliação retrospetiva dos resultados radiográficos em dentes imaturos com sistemas de canais radiculares necróticos tratados com procedimentos endodônticos regenerativos. Jornal de endodontia. 2009 Oct 1;35(10):1343-9.
37. Burrus D, Barbeau L, Hodgson B. Tratamento de molares decíduos com abcessos utilizando a esterilização da lesão e a reparação de tecidos: revisão da literatura e relato de três casos. Odontopediatria. 2014 Jun 15;36(3):240-4.
38. Jaya AR, Praveen P, Anantharaj A, Venkataraghavan K, Prathibha Rani S. Avaliação in vivo da esterilização de lesões e da reparação de tecidos na terapia pulpar de dentes primários utilizando duas combinações de fármacos antibióticos. Journal of Clinical Pediatric Dentistry. 2012 Dec 1;37(2):189-91.
39. Sefa I, Garg N, Pathivada L, Yeluri R. Sucesso da Esterilização da Lesão e da Terapia de Reparação de Tecidos e Pulpectomia no Tratamento de Molares Primários Infectados com Mau Prognóstico. Jornal Internacional de Odontopediatria Clínica. 2024 Jan;17(1):41.
40. Castro M, Lima M, Lima C, Moura M, Moura J, Moura L. Esterilização da lesão e reparação tecidular com cloranfenicol, tetraciclina, pasta de óxido de zinco/eugenol versus pulpectomia convencional: Um estudo randomizado e controlado de 36 meses. International Journal of Paediatric Dentistry. 2023 Jul;33(4):335-45.
41. Moura J, Lima M, Nogueira N, Castro M, Lima C, Moura M, Moura L. Pasta antibiótica LSTR versus pulpectomia com óxido de zinco e eugenol no tratamento de molares decíduos com necrose pulpar: Um estudo randomizado e controlado. Odontopediatria. 2021 Nov 15;43(6):435-42.
42. Agarwal M, Das UM, Vishwanath D. A comparative evaluation of noninstrumentation endodontic techniques with conventional ZOE pulpectomy in deciduous molars: an in vivo study. Jornal Mundial de Medicina Dentária.

2012 Sep 1;2(3):187-92.

43. Prather BT, Ehrlich Y, Spolnik K, Platt JA, Yassen GH. Efeitos de duas combinações de pasta antibiótica tripla utilizada na regeneração endodôntica na microdureza da raiz e na estrutura química da dentina radicular. Journal of oral science. 2014;56(4):245-51.

44. Verma N, Gupta A, Garg S, Arya V, Dogra S, Dhankar M. Is clindamycin-modified triple antibiotic paste better than iodoform-based medicament for the treatment of non-vital primary molars using LSTR technique-A randomised clinical trial. Indian Journal of Physiology and Pharmacology. 2022 Dec 29;66(4):276-85.

45. Shankar K, Ramkumar H, Dhakshinamoorthy S, Paulindraraj S, Jayakaran TG, Bommareddy CS. Comparação da pasta antibiótica tripla modificada em duas concentrações para esterilização de lesões e reparação de tecidos em molares primários: um ensaio clínico aleatório de intervenção in vivo. Jornal Internacional de Odontologia Clínica-Pediátrica. 2021 maio;14(3):388.

46. Rai R, Shashibhushan KK, Babaji P, Chandrappa PM, Reddy VR, Ambareen Z. Avaliação clínica e radiográfica de 3Mix e Vitapex como medicamento para pulpectomia em molares primários: um estudo in vivo. Jornal Internacional de Odontopediatria Clínica. 2019 Nov;12(6):532.

47. Shankar K, Ramkumar H, Dhakshinamoorthy S, Paulindraraj S, Jayakaran TG, Bommareddy CS. Comparação da pasta antibiótica tripla modificada em duas concentrações para esterilização de lesões e reparação de tecidos em molares primários: um ensaio clínico aleatório de intervenção in vivo. Jornal Internacional de Odontologia Clínica-Pediátrica. 2021 maio;14(3):388.

48. Sefa I, Garg N, Pathivada L, Yeluri R. Sucesso da Esterilização da Lesão e da Terapia de Reparação de Tecidos e Pulpectomia no Tratamento de Molares Primários Infectados com Mau Prognóstico. Jornal Internacional de Odontopediatria Clínica. 2024 Jan;17(1):41.

49. Coll JA, Vargas K, Marghalani AA, Chen CY, AlShamali S, Dhar V,

Crystal YO. Uma revisão sistemática e meta-análise da terapia pulpar não vital para dentes decíduos. Odontopediatria. 2020 Jul 15;42(4):256-461.
50. Porciuncula de Almeida M, Angelo da Cunha Neto M, Paula Pinto K, Rivera Fidel S, João Nogueira Leal Silva E, Moura Sassone L. Eficácia antibacteriana e potencial de descoloração de pastas antibióticas com macrogol para terapia endodôntica regenerativa. Australian Endodontic Journal. 2021 Aug;47(2):157-62.
51. Lokade A, Thakur S, Singhal P, Chauhan D, Jayam C. Avaliação comparativa do sucesso clínico e radiográfico de três técnicas diferentes de esterilização de lesões e reparação de tecidos como opções de tratamento em molares primários que requerem pulpectomia: An: in vivo: study. Journal of Indian Society of Pedodontics and PreventiveDentistry. 2019 Apr 1;37(2):185-91.
52. Doneria D, Thakur S, Singhal P, Chauhan D, Keshav K, Uppal A. Em busca de um novo substituto: sucesso clínico e radiológico da esterilização de lesões e reparação de tecidos com pasta antibiótica 3Mix-MP modificada e pulpectomia convencional para molares primários com envolvimento pulpar com 18 meses de seguimento. Odontologia Clínica Contemporânea. 2017 Oct 1;8(4):514-21.
53. Chakraborty B, Nayak AP, Rao A. Eficácia da esterilização de lesões e reparação de tecidos em dentes decíduos com reabsorção interna: Uma série de casos. Dentisteria clínica contemporânea. 2018 Sep 1;9(Suppl 2):S361-4.
54. Grewal N, Sharma N, Chawla S. Comparação da taxa de reabsorção de dentes decíduos tratados com esterilização alternativa de lesões e reparação de tecidos e tratamento endodôntico convencional: An: in vivo: randomized clinical trial. Jornal da Sociedade Indiana de Pedodontia e Odontologia Preventiva. 2018 Jul 1;36(3):262-7.
55. Aminabadi NA, Huang B, Samiei M, Agheli S, Jamali Z, Shirazi S. Um ensaio aleatório utilizando 3Mixtatin comparado com MTA em molares primários com reabsorção radicular inflamatória: um novo biomaterial

endodôntico. Journal of Clinical Pediatric Dentistry. 2016 Mar 1;40(2):95-102.
56. Farhad AR, Barekatain B, Allameh M, Narimani T. Avaliação do efeito antibacteriano do hidróxido de cálcio em combinação com três veículos diferentes: Um estudo in vitro. Revista de investigação dentária. 2012 Mar;9(2):167.
57. Reynolds K, Johnson JD, Cohenca N. Revascularização da polpa de bicúspides bilaterais necróticos utilizando uma nova técnica modificada para eliminar a potencial descoloração coronal: um relato de caso. Revista Internacional de Endodontia. 2009 Jan;42(1):84- 92.
58. Balaji S, Kumar K, Venkatesan R, Krishnamoorthy S, Manoharan V, Marimuthu S. Avaliação da fuga coronária com dois medicamentos intracanais após exposição à saliva humana - um estudo in vitro. Revista internacional de dentisteria pediátrica clínica. 2018 Sep;11(5):406.
59. Lenzi R, Hernández SR, Alves FR, Ro IN. Terapia endodôntica regenerativa para tratamento de um dente permanente imaturo com periodontite apical recorrente pós-tratamento: Um relato de caso. Jornal da Sociedade Internacional de Odontologia Preventiva e Comunitária. 2022 Jul 1;12(4):468-73.
60. Ozturk TY, Guneser MB, Taschieri S, Maddalone M, Dincer AN, Venino PM, Del Fabbro M. Será que os medicamentos intracanais afectam a adaptação marginal dos materiais à base de silicato de cálcio à dentina? Journal of Dental Sciences. 2019 Jun 1;14(2):157-62.
61. Prabhakar AR, Sridevi E, Raju OS, Satish V. Tratamento endodôntico de dentes decíduos utilizando uma combinação de fármacos antibacterianos: An: in vivo: study. Journal of Indian Society of Pedodontics and Preventive Dentistry. 2008 Jan 1;26(5):S5-10.
62. Qamar S, Jayanna R, Ahuja VR. Avaliação Comparativa da Eficácia Antimicrobiana do Hidróxido de Cálcio, Clorexidina e Pasta Antibiótica Tripla em Diferentes Formas de Combinação como Medicamentos Intracanais contra Enterococcus faecalis em Dentes Primários: Um Ensaio Clínico Randomizado

In Vivo. Int J Clin PediatrDent. 2023 May-Jun;16(3):448-452.
63. Raslan N, Mansour O, Assfoura L. Avaliação da mistura de antibióticos no tratamento endodôntico não instrumental de molares decíduos necróticos. Jornal Europeu de Odontopediatria. 2017 Dez 1;18(4):285-90.
64. Doneria D, Thakur S, Singhal P, Chauhan D. Avaliação comparativa do sucesso clínico e radiológico do óleo ozonizado com óxido de zinco, da pasta antibiótica 3mix-mp modificada e do vitapex como opções de tratamento em molares primários que requerem pulpectomia: Um: estudo: in vivo. Jornal da Sociedade Indiana de Pedodontia e Odontologia Preventiva. 2017 Oct 1;35(4):346-52.
65. Pinky C, Shashibhushan KK, Subbareddy VV. Endodontic treatment of necrosed primary teeth using two different combinations of antibacterial drugs: An: in vivo: study. Journal of Indian Society of Pedodontics and Preventive Dentistry. 2011 Abr 1;29(2):121-7.
66. Nakornchai S, Banditsing P, Visetratana N. Avaliação clínica do 3Mix e do Vitapex® como opções de tratamento para molares decíduos envolvidos na polpa. Jornal Internacional de Dentisteria Pediátrica. 2010 maio;20(3):214-21.
67. Lokade A, Thakur S, Singhal P, Chauhan D, Jayam C. Avaliação comparativa do sucesso clínico e radiográfico de três técnicas diferentes de esterilização de lesões e reparação de tecidos como opções de tratamento em molares primários que requerem pulpectomia: An: in vivo: study. Journal of Indian Society of Pedodontics and PreventiveDentistry. 2019 Apr 1;37(2):185-91.
68. de Deus Moura LD, de Lima MD, Lima CC, Machado JI, de Moura MS, de Carvalho PV. Tratamento endodôntico de molares decíduos com pasta antibiótica: relato de 38 casos. Journal of Clinical Pediatric Dentistry. 2016 Jun 1;40(3):175-7.
69. Moura LD, Lima MD, Lima CC, Bandeira AV, Moura MS, Conde Júnior AM, Rizzo MD. Perfil celular de molares decíduos com necrose pulpar após

tratamento com pasta antibiótica. International journal of experimental pathology. 2018 Oct;99(5):264-8.

70. Coll JA, Vargas K, Marghalani AA, Chen CY, AlShamali S, Dhar V, Crystal YO. Uma revisão sistemática e meta-análise da terapia pulpar não vital para dentes decíduos. Odontopediatria. 2020 Jul 15;42(4):256-461.

71. Deveaux E, Hildelbert P, Neut C, Romond C. Microinfiltração bacteriana de Cavit, IRM, TERM e Fermit: um estudo in vitro de 21 dias. Journal of Endodontics. 1999 Oct 1;25(10):653-9.

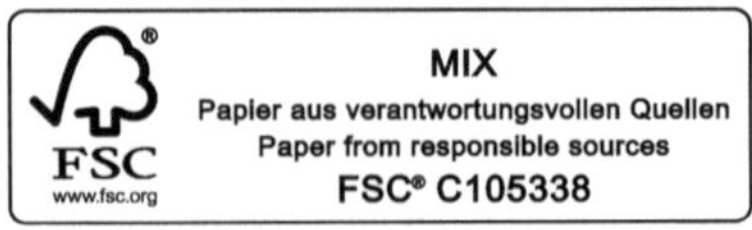

Printed by Books on Demand GmbH, Norderstedt / Germany